重建之手

—熱血整形外科醫師的診療手札—

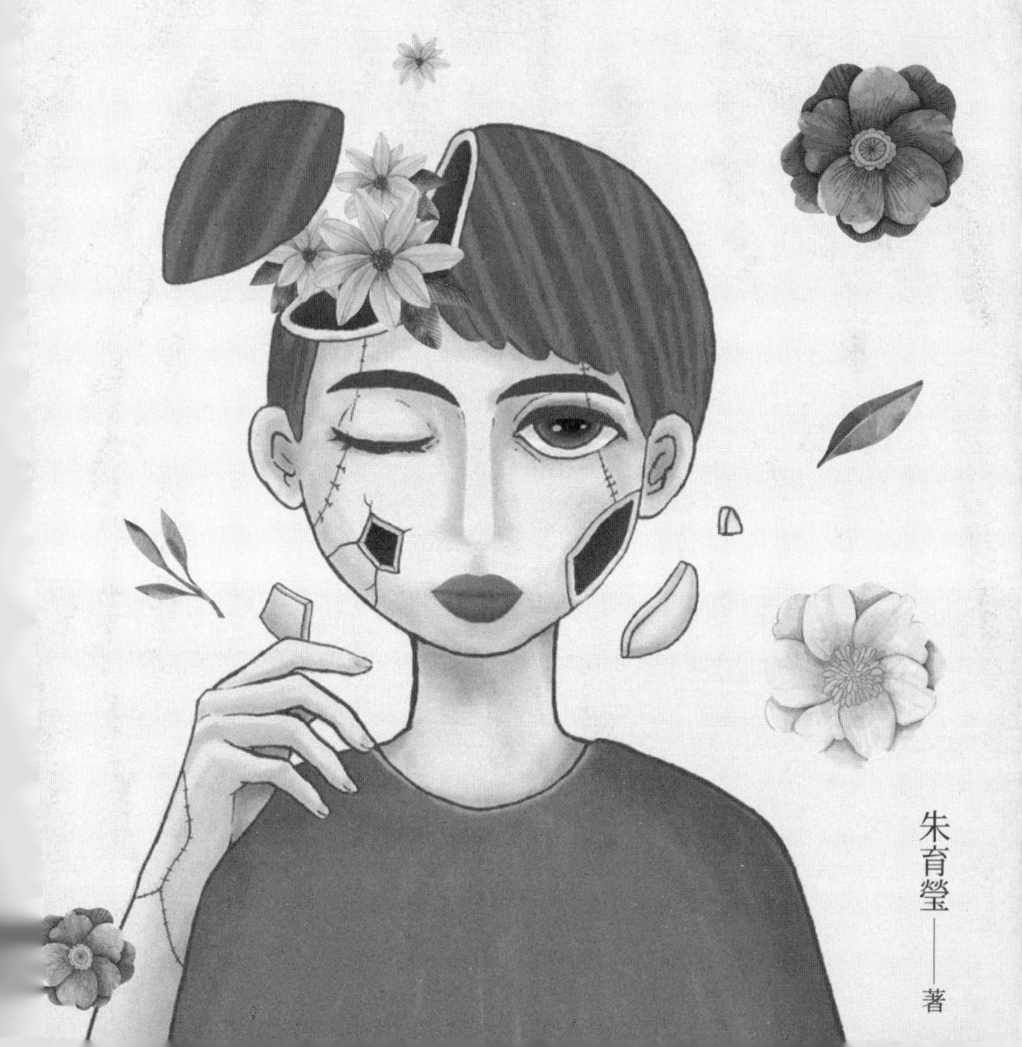

朱育瑩——著

推薦序

朱育瑩醫師第一次給我深刻印象是在2016年；在圓山飯店舉行的東方美容外科醫學會（OSAPS）歡迎晚宴上，她美妙的舞姿及流利的英語，吸引了國內外貴賓及師長，大家都可感受到她的青春活力，及專注的眼神。2017～2018是她整形外科住院醫師的最後一年，輪訓到顱顏外科跟我學習幾個月，因此瞭解朱醫師更深。我們在執行正顎手術時，常考問見習醫學生臉部的外科解剖、外科生理、藥理學。在門診時，我們經常討論個別病人的身、心恢復狀況，甚至他（她）們的成長過程、就業、婚姻狀況。2018年她以榜首之姿高分通過整形外科專科醫師的考試！

今年（2021）初夏，為了新書《還我本色》中翁隨的故事，我整理2003年3月在長庚大學通識課程「醫師病人與社會」的學生書面回饋，意外發現了育瑩的報告。當時醫學系二年級的她對「整形外科」 特別有「異」見。在報告中，她說上完課她的想法有所改變，並提到「也許有一天，我也會成為顱顏科醫師唷！」但是看朱醫師這本書的引言，驚訝地發現她竟然是由觀世音菩薩指引她來選整形外科的！

看完此書的每個故事，眼前就會映出急診室病人及家屬急、慌、亂的畫面，朱醫師鮮活地描繪了醫護團隊快速而準確執行SOP（標準作業程序）、開刀房手術台上皮肉撕裂、清創、骨固定的情景，以及病房內醫護與病人家屬的互動。朱醫師熱情而有智慧，手腳伶俐、溝通無礙；面對患者傷、殘、病、痛及死亡或病人家屬的困難抉擇，或病情戲劇性的轉折，她都能與病人一同悲傷或歡欣，與同事分享或解憂。

本書除了故事精彩動人，更是一本難得的科普書籍。朱醫師把解剖、生理、病理、外科手術用通俗易懂的文字加以說明，闡釋「重建整形外科」的真義。讀育瑩這本書是心靈及知識上的一種享受。

長庚醫療決策委員會名譽主任委員
長庚大學教授
陳昱瑞

你所不知道的整形外科

很多人問我，好好一個女生，為什麼要成為外科醫師？聽到這個問題我通常會露出一個尷尬而不失禮貌的微笑。看來眾人對於女性成為外科醫師的這檔事，似乎還是有點狐疑，甚至充滿了許多負面的評價。

我大學七年級時，尚有「實習醫師」這個名詞。走在醫院的長廊上，最常聽到的問候語就是：

「學妹未來要走哪一科？」

我都會意志堅決地回答「外科！」

「學妹你確定？外科很累人的，我看你一個好好的女生，真的這麼想不開確定要走外科嗎？要不要走個小兒科之類的？之前很多女生，當了外科住院醫師一年後，就後悔而改去其他比較輕鬆的科別了！」

通常會這樣潑你冷水的，喔！不是，是會這樣投以關懷眼光的，都是外科的住院醫師學長。與其說他們是出自於一種「憐香惜玉」的心情，倒不如說是一種揶揄嘲笑的心態！在他們心裡，總是先入為主地認為你一介女流，不可能勝任外科醫師的訓練！

「是，我想要走外科，女生為什麼不能走外科？」我斬釘截鐵地反問！

通常如此反駁後，學長們就會覺得你不太可愛，然後就懶得繼續跟你搭話了！他們也只是想隨便與你尬聊兩句，想不到你竟然如此當真，實在無趣得緊！唉，搞不好因為這樣，我少了好多緣分！

學長們會這樣質疑，倒也不是沒有道理。首先，外科住院醫師的工時很長。在還沒有加入勞基法的保護政策之前，平均一個星期的工時是一百一十個小時，這個數字絕對屬實，且舉世皆然。每個月總共要值十個班（以前師長那一輩的人比這更多），而所謂的值班，是從早上六點開始上班後，下午五點繼續當班，一直守夜到隔天早上，然後就可以稍事歇息……

喔！不是，想得美，哪有稍事歇息這款好事，當然是接著繼續展開美好的、精力充沛的一天！讓我們一起連續工作超過三十六小時，熱血沸騰地繼續演出外科住院醫師生活的日常！請記得找個空檔刷牙洗臉，洗澡的機會看緣分不強求，內衣褲再穿一天賭別人應該也不會發現，即使整夜值班累到像一條狗，也得繼續維持著好臉色面對病患、師長和我們的好夥伴護理人員！

這樣既混亂又骯髒的生活，任誰都會懷疑到底有多少人能夠接受？即使外科聽起來如此可怖，近年來卻依然吸引了不少巾幗英雄加入這個隊伍的行列，這樣的改變，除了工時開始逐漸受到保障之外，也和全球女性意識抬頭的趨勢有關。其實世界上有很多優秀的女外科醫師，運用她們聰慧的大腦和靈活的巧手，替病患帶來優質的醫療服務，逐漸地，性別不再是限制女性醫師選擇科別的原罪，甚至有很多外科中的次專科，倘若醫師本身擁有女性特質，更被視為一項優勢。

大學四年級時，我曾經問過一位熟稔的心臟科醫師關於選科的議題，她曾是我們的分組導師，人生也活了半百個年頭，醫界打滾三十年，什麼人生百態沒見過！彼時，適逢當時的大七學長姊面臨畢業申請選科之際。

「老師，到底要如何才能知道自己適合什麼科別呢？內科還是外科呢？」我丈二金剛摸不著頭地問著。

「通常，外科醫師很早就知道自己將來會成為外科醫師！」老師淡笑道，彷彿這個問題她回答了一輩子，語氣中透露著無限神祕，引人各種遐想。

雖然當下難以參透箇中深意，有位同學甚至不屑地認為這句話說了等於白說，但多年後的今天，回憶當日妙語，我實深表認同！

從大學三年級正式學習醫學核心課程開始，我就對於解剖學情有獨鍾，程度遠遠超過其他諸如病理、生理等等學科。我熱愛動手操作，用解剖刀探索人體繁複的構造。把每條神經、肌肉、血管都有條不紊地分離出來，然後一一背誦出它們的名字。這些醫學名詞都是拉丁文，長得簡直要人命，什麼“Descending branch of lateral circumflex femoral artery……”第一次看到任誰都只能望文興嘆。而且你天真地以為把它翻譯成中文就會比較容易記憶，「外側旋股動脈下降分枝」，嗯！完全沒有比較簡單！直接雙手高舉承認投降！

我常常看著這一條的樣子，叫著另一條的名字，於是跑台考試時，就會為自己的愚蠢付出分數上的代價。

當時付出代價事小，若非如此，多年後的今天，就是病人在手術檯上，付出更慘痛的生命的代價！

又回到了神祕的哲學問題，「外科醫師很早就知道自己是外科醫師」這句繞口令。絕大多數的外科醫師，都像我一樣，從醫學生時代開始，就為解剖學深深著迷。那些錯綜複雜的血管神經網絡，就好像一幅完美的地圖；進行一場解剖或手術，就好像出走一趟令人振奮的旅行。手術剪刀細緻地分離各種組織，宛如異地巷弄探索，且走且瞧。正在渾沌迷航之際，忽然間柳暗花明又一村，出現了某個重要的神經分枝，卑微的你於是突然滿心歡喜，好像一轉彎找到凱達格蘭大道一樣，跟它打聲招呼說，「嗨，親愛的總統府……」

重來！「嗨，親愛的『後骨間神經的伸姆長肌分枝』我終於找到你了！」

於是外科醫師不斷地以解剖和背誦這些人體構造為樂，就好比將整個地圖用記憶吐司印下來，瘋狂塞進腦袋裡，然後開著車，橫走在各個巷道之間，完全不需使用手術圖譜導航。

只有很有經驗的外科醫師，才能進入這個渾然忘我的地步，猶如庖丁解牛一般，游刃有餘。

外科醫師從醫學生時代，就會對進入手術室實習感到興奮！手術室平均溫度約在十八度至二十四度左右，即使如此，也冷卻不了這沸騰的在體內流竄的熱血。當手術刀劃破皮膚的剎那，鮮血汩汩湧出，經過妥善的止血步驟，一層一層地深入病灶部位。看那精湛技術，迅速確實；聽那器械敲擊，鏗鏘有聲，簡直是一場完美的視聽饗宴！

正當你享受著劃刀濺血的情趣之時，其他想走別科的醫學生可不這麼認為。他們只焦心著一場手術，怎麼得站這麼久？搞得頭暈腦脹，腰痛腿痠，兩眼昏花，飢寒交迫，更別提拿電燒止血和切割時，那種濃郁嗆鼻的烤肉燒焦味，無不讓人退避三舍！

不過小時候的我，覺得這種動刀動槍的感覺，實在是酷斃了！每天滿腦子都在幻想，假若靈魂出竅，遠眺自己在開刀的模樣，肯定是英姿煥發、瀟灑浪漫，怎一個「帥」字了得！

光陰似箭，歲月如梭，忽地一個轉身眨眼，我就輕而易舉地申請上了外科的職缺，從青澀懵懂的醫學生蛻變成一位……還是一樣青澀懵懂的外科住院醫師學徒！

說是「輕而易舉」，倒也絕對不是因為有什麼過人之處，只是恰巧適逢醫護過勞的年代，內外婦兒加上急診，五大皆空！我去申請的第一家位於台北市精華地段的教學醫院，加上我共三個人面試，預計正取七名。第二家台灣龍頭私立醫院，加上我共十四個人面試，預計正取二十名。於是不但所有四肢健全的人皆獲錄取，最後還有四個人根本沒來報到。

誠所謂「時窮節乃見」，能夠在亂世裡依然選擇傷精耗神的外科的人，必有鴻鵠之志。

當時我心裡暗自竊喜了好久，覺得簡直賺翻三圈！喜歡的科別不僅唾手可得，還被醫學系主任稱讚是有理想有抱負的青年。

「學姊，到底申請上外科的關鍵是什麼？」有學弟誠心誠意地發問。

困難的抉擇

一直以來，我只知道自己想要成為外科醫師，卻不曾真正認真地想過要走外科裡的哪個專科。畢竟，在過去，成為外科醫師，只是我一個空泛的夢想。等到了要選科之際，內心煩悶揪結得要人命。

通常遇到人不能解決的事情，就只好去尋找超越人的存在。於是，我來到了家裡附近從小拜到大的一間廟。

這間廟也是什麼神佛都有供奉，一定可以解決我的問題，如果一尊神不行的話，我想他們彼此之間，應該可以有不錯的會診機制，綜合型的廟和綜合型的醫院是同一個道理吧。

我跪在觀世音菩薩前，把我的煩惱傾訴了一輪，希望祂能幫我做出最後的裁決。

「走一般外科若好，請給我三個聖杯！」

啪！笑杯

「走心臟外科若好，請給我三個聖杯！」

啪！陰杯

「走大腸直腸外科若好，請給我三個聖杯！」

啪！陰杯

不知道是為什麼，完全都沒有杯。最後，

「走整形外科若好，請給我三個聖杯！」

啪！聖杯！

啪！聖杯！

我真的滿心期待，難道神明希望我走整形外科嗎？我虔誠地將第三回筊杯擲落！啪！笑杯！

（這位菩薩，您不是在玩我的吧！）

正當我苦惱著完全沒有結果的時候，一位道貌岸然的智者，緩緩地走到我身邊。他看著我滿腹疑惑、行有不得的樣子，不禁開口說道：

「天上一天，人間十年。你的祈求時間，對菩薩來說也只是萬分之一秒不到的轉瞬，你必須祈禱更久，再唸上幾段經文，方能開智慧、得善果。」

我聽完整個茅塞頓開，原來是求得不夠久，菩薩還沒時間想！也是，如果菩薩的業務是用社群媒體接單的話，肯定訊息大破表！我們還是乖乖排隊拿號碼牌，畢竟觀世音菩薩很熱門。

於是我又在廟裡悠晃了兩圈，也在菩薩前唸了《金剛般若波羅蜜經》和《觀世音菩薩普門品》，時間又經過了三十分鐘。我帶著忐忑不安的心情，希望可以得到一個心靈的依歸。

「走心臟外科若好，請給我三個聖杯！」

啪！陰杯。

「走大腸直腸外科若好，請給我三個聖杯！」

啪！陰杯。

「走一般外科若好，請給我三個聖杯！」

啪！聖杯，啪！聖杯

（難道就是一般外科了？）啪！笑杯！

最後，「走整形外科若好，請給我三個聖杯！」

啪！聖杯！啪！聖杯！

（拜託、拜託，最後一科了，再沒有的話，我是不是要離職去內科之類的啊！）

啪！聖杯！

此時我內心如釋重負，歡聲雷動。菩薩終於給了一個明確的指引！是，弟子這就去申請整形外科！

正當我整個人豁然開朗，喜不自禁之際，回頭看看該位智者，竟然已經了無蹤影！該不會，是菩薩的化身，來到塵世，指引我一盞明燈的吧！他一定是！

因為他是我爸！拜拜結束，先去開車了！

我知道聽起來有點扯淡，但是絕無半點虛假。經過這麼多年的整形外科訓練，也是最後成功通過了整形外科專科醫師考試，真正成為國家認證的整形外科醫師後，才敢把這個故事公諸於世。在那之前，如果有別人問我，為什麼要選擇整形外科，我都說的和當初面試時一模一樣！

「整形外科包含許多領域，有外傷、顱顏、顯微重建、燙傷、美容等等，不僅手術種類繁多，而且每項都十分有趣，除了要憑藉自己的專業知識之外，更需要思考病患的需求，進行客製化的重建或美容。再加上台灣整形外科諸多教授們的聲譽揚名國際，研究風氣鼎盛，站在巨人的肩膀上，看得更遠。我衷心期盼可以有榮幸進入這個最頂尖的科別！」

台上的我，穿著自己覺得最正式端莊的套裝，恭敬地回答台下教授們的問題，現正面試中。

其實當初說的這段話，內容完全誠屬事實陳述，絕對沒有言不由衷。只是，我要是告訴教授們，申請整形外科真正的原因是菩薩的神諭，最好各位讀者還能在這裡看到我寫的這本關於整形外科的書⋯⋯

我本來以為，這段神奇的故事，就要永遠埋藏在我心裡，直到二〇一八年十二月三日這一天⋯⋯

我們最敬愛的羅慧夫醫師與世長辭，享年九十一歲。他是美國愛荷華州人，虔誠的基督徒。為了奉獻，成為一名宣教士，來台後先後任職馬偕醫院院長、長庚醫院院長。他致力於台灣整形外科的發展，長期貢獻於唇顎裂修復，並且成立臺灣第一個燒燙傷中心、顱顏中心、加護病房等機構，更創辦了羅慧夫顱顏基金會，為第六屆醫療奉獻獎得主。

宗教，絕對不是迷信。那是人在某一時刻對於超越實體的能量、意識，發生崇拜及倚靠的情緒。那是一股無堅不摧的信念。我相信，如果不是信仰的支持，羅慧夫院長不可能飄洋過海，在當初醫療沙漠的台灣，為社會最低階、不幸的患者奉獻一生的精力。或許是他的主，時時刻刻地鼓勵著他，守護著他的心，台灣才能有今天在整形重建外科的醫療奇蹟。每想到此，我的內心都充滿了感動與敬佩。

然後內心不斷地告訴自己……

「拜託，別再有被害妄想了，就誠實地告訴大家，你是因為菩薩指引才來申請整形外科的，沒有人會因為這樣，追究你面試時的回答，然後把你踢出科外的啦！」

chapter2
關於頸部以下

chapter3
關於生命之中

chapter1
關於頸部以上

血肉模糊的臉

「外科，Trauma blue！」檢傷區傳來令人覺得晦氣的廣播！

在醫院裡，當有最危急的外傷病患出現時，就會聽到trauma blue這個名詞。「blue」於是成為大家戒慎恐懼的顏色。一部大名鼎鼎的日劇《Code blue》，其故事情節就是以外派直升機進行外傷病患現場救援為主軸而展開。

「六十歲男性，工作時被掉落的重物擊中頭部，嚴重臉部勒福式第一型骨折，外加鼻樑骨骨折，口鼻腔內持續出血，目前生命徵象不穩定，趕快下來看一下吧！」

鳳梨學長又親自打電話來了！我就知道，接到他的電話一定沒有什麼好事，不然他就會派一個小住院醫師聯絡，無須自己親自出手！

事情又要從我的這個師門說起。外科的生活環境，就是一個武林。各門各派，各自為政，平常也各有各的地盤。一個科，就是一個門派。一個門派下，有好幾個師門。從住院醫師時期畢業後，我拜了一個師父，和師父學習各種獨門技術，而我們這個師門的專長是顱顏部骨折及重建。

師門內，還有大師弟、小師弟和小師妹，是平常喝酒吃肉的好夥伴。大師弟閑靜少言，卻是一個把自己練得一身精壯無比的巨蟹暖男；小師弟一身才情，音樂藝術樣樣精通，是個聰明絕頂的魔羯工作狂；小師妹幹練俐落，見解獨到精闢，是一位個性急切、行動力絕佳的牡羊寶寶。

大師弟不太愛說話，常常我得逗逗他笑；小師弟聰明伶俐，偶爾會逗逗我笑；小師妹則讓我光是看到她就覺得心情愉悅，開心地自然合不攏嘴！

小師弟最厲害的超能力，就是心想事成。我相當懷疑他平常就有在練習神祕吸引力法則。只要是他想要看到的案例，老天一定會為了「成全他的學習」，如期降臨，不管是多慘、多稀有的情境。

也不過就上個星期，小師弟偶然向我提起「學姊，純粹臉部骨折導致出血性休克的案例常見嗎？」

「並不常見，偶爾會遇到，文獻上大約是記載1%～5%左右，更多或更少都有人報導過。」我說。

「如果不幸遇上了，該怎麼辦？」小師弟問。

「那就先做TAE（經動脈栓塞）初步止血後，再進入手術室復位；或是緊急進行上頜骨懸吊術以止血。」我回應道。

「我都沒看過，好想看一個！」小師弟滿是憧憬的神情。

「不要烏鴉嘴，那很慘的！」我說。

老實說接到鳳梨的電話，我心裡只覺得，媽呀，東西可以隨便吃，話可不能隨便講！連這種即便是大醫院，也一年遇不上幾個的案例，為何就在我和小師弟值班時遇到，未免也太恰巧？！

「意識不清，立即插管！」鳳梨學長在現場指揮著，神態看起來從容卻魄力十足。病患雖已插管，但血液還是不停地從口腔、鼻腔急速湧出，血壓才八十毫米汞柱，心跳一百五十下，完全符合出血性休克的生命徵象。鼻腔裡已置放了一條導尿管，這條導尿管不是拿來把血引導出來用的，而是導尿管的尾端有一個水球，將水球打滿，對於鼻咽黏膜有壓迫止血的效果，不過……看起來效果相當有限。有了鳳梨在急救室先暫時坐鎮，我很快速地看了一下電腦斷層的結果。確實是合併勒福式第一型和第二型的臉部骨折，還有嚴重的鼻骨碎裂。臉部的撕裂傷從額頭一直延伸至鼻部，口腔黏膜也有許多碎裂的組織。從撕裂傷裡，可以看見碎裂的鼻硬骨、軟骨；嘴巴裡，整個上排牙齦往下掉入口腔中，彷彿老人把假牙往下拉掉的那個瞬間，只是不同的是這位病患掉下來的，是他的上顎骨和真牙。大部分如此嚴重的骨折，都是因為高處墜樓、車禍等等機轉造成，也通常合併腦出血等危及生命的損傷，要像這位病患一樣，單純只有顏面骨折，腦部卻完全沒事的，實在少之又少，若不是小師弟這個許願精……

「目前輸血已經將血壓控制在一百以上，要送開刀房嗎？」鳳梨問。

「先做TAE（經動脈栓塞）。」我回答。

經動脈栓塞這檔事，並不是每個醫院都能執行，還得要有經驗的放射科醫師當班，才能進行。如果沒有放射科醫師值班，就必須直接殺入開刀房止血。急診開始著手將病人推向檢查室，小師弟也聚精會神地幫忙在病人的口腔中塞滿紗布。我本人呢，則必須先解決一下生理問題。因為長年腸躁症的關係，每次只要一個緊張興奮，腸子就蠕動得特別厲害，屢試不爽。從小到大，只要是比較重要的考試、比賽，必定少不了中間這個蹲馬桶的插曲，一直到現在，我都是藉由有沒有拉肚子的這件事，判斷目前的壓力值是否爆表。

檢查室的燈光十分昏暗，放射科的醫師正在努力地尋找病患的出血點。我也跟著在檢查室旁的小房間，藉著透明玻璃，往內窺探栓塞的進度。放射科醫師搭配著一兩位技術員，為避免輻射的傷害，身穿著厚重的鉛衣，大粒汗小粒汗地操作著器械和導線，我在旁靜靜守候了將近一個鐘頭的時間。放射科醫師這飯碗實在也是挺難捧，天天穿著幾公斤重的鉛衣，還要承受輻射的風險。輻射若長期暴露，劑量累積在身體裡，要嘛癌變，要嘛白內障，要嘛畸胎，沒一樣好事。在檢查室等候了許久，終於，放射科醫師脫下了手套。

「看起來是內上顎動脈的分支在出血，我們栓塞了兩條出血比較嚴重的血管，目前生命徵象穩定，應該可以撐一陣子！」放射科醫師冷靜專業地跟我說，簡直酷斃了！

感謝放射科為我們爭取了一些時間，讓我們可以猶有餘裕地為病患準備進行後續的手術事宜。

＊＊＊＊＊＊

「小鈍剪。」我伸手和刷手護理師要求器械。

「電燒、Suction（註一）！」小師弟也同時盡其所能地輔助我，手法看起來還留有幾分青澀的模樣！

手術室還是一如往常地寒冷！我拜託流動護理師推盞烤燈，深怕病人可能會失溫，即使病人身上已經有一條保暖的溫毯。

「乾紗布加壓！」緊張的情緒，讓我無法做出任何表情。

血一袋一袋地輸，心跳還是超乎正常數值地一路飆升，估計一開始在受傷現場，早已血流成河！

迅雷不及掩耳地，我們將碎裂成兩半的上顎骨快速拼湊起來，接著用電燒和縫線，將出血點完美止住，最後將傷口火速地縫合，手術在兩個小時內完成。好不容易才將病人從一團血肉模糊，拼湊到勉強看出「人」的形貌。

不過歡喜不宜過早，這只是個「損害控制」的階段性手術而已，讓血暫時止住，而並不是將骨頭完全地拼湊重建。真正的重建，必須下個階段方能進行，這是古早的外科醫師們從二戰的救援行動中，學習到的寶貴經驗。

脫去血染的手套，我很慶幸血暫時是止住了，病人的心跳血壓，也回復正常的範圍，小師弟和我，都鬆了一口大氣！

「我是你的許願池嗎？下次不要再對著我亂許願！而且你也沒向我投錢！」我沒好氣地看著小師弟，白眼都要翻到天邊去。

「學姊我怕你腸躁症便祕太久，讓你緊張利便一下！你要感謝我耶！你看你，不是很順暢嗎？」小師弟咯咯笑了三下，得意地說！

哼！好一個伶牙俐齒！

「下個星期預計要重建，你給我進來學習，不許偷懶！」我自以為很有威嚴地說。

＊＊＊＊＊＊

病患在加護病房裡逐漸恢復意識，即使口中還留置著氣管內管。經過一個星期的治療，他漸漸能夠開始自己順利呼吸，也成功拔除了維繫呼吸的管路，一切都按照標準醫療流程進行著。眼看著他逐漸好轉，我的內心真的喜不自禁。自從當了外傷整形外科醫師以來，大部分都是修補病人的手、四肢、臉部的傷口，使其恢復功能，然而真正與生命相關的治療與搶救，其實並不是那麼頻繁。但，身為一個外傷重症專科醫師，這樣的本領，是永遠要內建在全身每一個細胞的。

加護病房的每一天，不論他意識是否清醒，我都會去和他聊上幾句，他姓田，眾人都喚他「田先生」！

又過了三天，我和師父一起幫田先生進行了十幾個小時的臉部大重建手術。我射手座的師父，是一個深藏絕技的顏面重建神刀手，不僅刀工爐火純青、遊刃有餘，還擁有精準俐落「人骨拼圖」的神乎其技，簡直每天都是用一種「誰與爭鋒」的氣勢優遊於醫界武林。

師父先將頭皮由一邊的耳上，劃開至另一邊的耳上，使傷口呈現一道髮箍的形狀，再把頭皮向前方掀開，彷彿脫帽子一般。

從頭骨用鋸子鋸下一塊約莫五乘以一點五公分的骨頭，將之用來進行鼻樑重建。中臉部的骨折處理，傷口則位於嘴巴裡牙齦上的黏膜。將支離破碎的臉骨由黏膜上剝離，依循既有原則，再發揮各種創意，拚成一個臉部骨骼的基本架構。術中由於頭皮血流循環太好，手術時間較長，依然有好幾百毫升的失血量。看著師父出神入化的技術，我和小師弟在旁嘖嘖稱奇，果然就是要這種難度破表的病例，才能看出外科醫師的真材實料！

＊＊＊＊＊＊

又是晴空萬里的早晨，距離最後一場重建手術已是兩個星期之後。

「田先生，今天還好嗎？」我正精神抖擻地查房著。

田先生雖未答腔，卻微微笑著向我點頭致意。

「還不快跟醫生和護理師們說謝謝，如果沒有他們，怎麼可能你還活著。」田太太搶先一步說話了！

「謝……謝！」

田先生顫抖著聲音，緊握著我的手，不斷點頭道謝。我感受到短短兩個字的謝謝裡，蘊含著無邊無際的感激之情。他下床動了動，開心地分享自己已恢復的元氣。

從因為大量失血休克，生命垂危而被推進急診，經過眾醫護人員一番輸液搶救以及各種止血手術和血管栓塞，隨後進行十幾個小時的臉部大重建，歷經包含重症加護病房在內的幾十天的住院日程，到現在終於渡過難關，腰桿直挺地走著出院。我也很高興地慶祝他鬼門關走一遭，終於平安歸來。

出院後回診的第一次狀況十分穩定，我們安排了積極的臉部復健治療，希望他能夠恢復臉部表情功能到最佳狀態。

「原來純粹顏面骨折真的能夠流血流到休克啊！」小師弟喃喃自語。

「沒錯，你以為教科書騙你的嗎？我們醫院病患這麼多，再怎麼稀有的案例，夜路走多，就是會碰到鬼！」我說。

「這一次我已經學到了，希望老天爺下次不要再來一個這樣的案例，太刺激了，哈哈哈！不過也從中學習到很多手術方法和處理的環節就是了！」小師弟心領神會地說。

唉！一將功成萬骨枯啊！老天爺，您真的不需要再為了外科醫師的學習，而安排諸多意外了吧！

註一：外科手術執行時，用以吸除術野中的血液、滲液、水分以及煙霧的管路。

他們值得一張正常的臉

還記得，住院醫師時代的我，非常喜歡輪訓到顱顏團隊學習。顱顏中心坐落在一個環境清幽的山丘上，四時各有不同的季節風情。春季櫻花紛飛、夏季草木蔥鬱、秋季桂花飄香、冬季更有松柏長青。不僅是顱顏中心的病患，連復健、中醫、身心科病患，都以此寶地作為最佳療養選擇。

雖然當上住院醫師後，才頻繁往來這個美麗的院區，但早在還是青澀的醫學生時代，就曾經為了協助一位班上同學復健，而與此地初次結緣。他是因一位顱內動靜脈異常而腦內出血的同學，經歷過無數次的開顱手術後，從意識不清、牙牙學語，一直到後來可以正常對話和恢復日常社交生活，過程曲折艱辛。雖然他不再就讀醫學系，但我時時刻刻都會回想起當時陪伴同學復健、教他唱歌、讀書寫字的感覺，是多麼溫暖而踏實，這是我人生第一次體會到無私付出的美好精神回饋。

話又說回顱顏中心。此地無疑是台灣最重要的顱顏醫療重鎮，更是世界著名的唇顎裂治療照護中心。主要服務唇顎裂、小耳症、半邊小臉症、神經纖維瘤及骨纖維異常增殖等先天、後天顱顏疾患，至今已三十餘年光景。在新冠病毒爆發之前，每年師長們都會遠赴海外進行義診等人道援助服務，亦培養數百位來自世界各地的外科、齒顎矯正醫師、語言老師等專業醫療人士。

台灣至今很多老一輩的人，對於唇顎裂等顱顏先天疾患，依然抱持有迷信和傳統的舊觀念，例如堅信唇顎裂是由於母親在懷孕期間拿剪刀、釘釘子、搬家、移動櫥櫃等等因素造成。若此事屬實，豈不是每個女外科醫師或是女裁縫師的小孩都唇顎裂？

「朱醫師，有一個新病患，要麻煩您接。」顱顏病房的護理師小蓉將病歷輕輕地遞到我手中。

「好的沒問題，這裡事情處理到一個段落，我就過去！」我邊收拾手上的病歷文件邊說道。

這是幾年前的某天。當時，我還只是整形外科第五年住院醫師。在我求學的階段，要得到一張整形外科醫師執照，需要經過重重修行，其艱難程度跟目蓮救母也差不多了。高中畢業後，七年的醫學系洗禮，一年的不分科住院醫師訓練、兩年大外科訓練、四年整形外科專科醫師訓練，加起來總共十四餘年的光陰。訓練完成後，還必須通過整形外科專科醫師證照考試，才能夠成為一名「有牌」的整形外科醫師。每年完成這段「修煉」的人，全台灣只不過二十來個左右，誠可謂鳳毛麟角。

不過可惜的是，拿到這張證照並加入整形外科醫學會後，在工作上並沒有多什麼特別的優勢和保障。別科的醫師，只要經過一定時數認證的手術訓練，仍可執行整形手術或醫美處置。然而真正的整形外科，絕非一般民眾想像的那般，都在隆鼻、隆乳、抽脂，美容手術只是整形外科一部分的業務範圍。絕大多數在醫院職業的整形外科醫師，都在做顱顏、手部、燙傷、創傷、顯微手術、慢性傷口等重建工作。

「這是寶寶的病歷，麻煩您了。對了，他是日台混血唷！」小蓉提醒我道。

拿著病歷，我走到病房前敲敲門，來應門的，是一位慈祥的老年女性。

「您好，我是朱醫師，我來診視一下寶寶，以及詢問病史。」

「喔，是醫師，您好。」病房裡面一位年輕的女性，大概三十來歲左右，抱著一個穿著白衣藍褲的小寶寶，禮貌地應聲道。她是寶寶的媽媽，另一位是外婆。

「五、十、嵐、光、晴。」我一個字一個字小心翼翼地唸著。

這是寶寶的名字嗎？帥氣了吧！「五十嵐」不只是飲料店而已，還是日本的大姓。「光」的日文發音唸起來像是「ko」的長音，「晴」的發音是「sei」。

「叫他『扣將』就可以了！」媽媽微笑道，嘴裡一直不斷唸著「扣將、扣將」，叫得寶寶開心地嘻嘻笑，雙手不斷向媽媽揮舞著。

「扣將來，給阿姨看一下！」我緩慢走近，請媽媽和外婆抓住扣將的頭，以風馳電掣的速度，拿起手電筒和壓舌板，檢查了一下嘴唇和上顎。他是個左側不完全唇顎裂。唇裂的部分已經在三個月大時，被手術修補起來了，疤痕看上去相當平整完美。這次入院剛好九個月大，為修補顎裂的最佳時機。扣將被壓舌板弄得不舒服，眉頭一皺哇哇大哭起來，媽媽和外婆見狀，緊張地忙著安撫。

「扣將最近有沒有發燒或那裡不舒服？」我發現他的鼻涕有些黏稠。

「好像有點感冒，一直流鼻涕，還有輕微咳嗽。」媽媽說。

「如果有上呼吸道症狀的話，開完顎裂會加重痰液和鼻涕的分泌，呼吸道會更加不通暢，是否考慮等感冒的期間過了，下次再來開刀呢？」我擔憂地說。

「可是，如果明天不開刀的話，過幾周，全家就要跟著扣將的爸爸回日本了，現在是扣將在台灣開刀的最好時機，再等下去，就沒有機會了。我們希望可以在這裡開刀，畢竟這裡是世界知名的顱顏中心。況且日本的醫療體制更複雜，沒有台灣健保來得便利。」媽媽無奈地說。

我覺得十分為難，雖然已預期扣將開完刀的照顧會更加辛苦，但其家人亦有自身的難處。確實感冒並不是完全不能接受手術，只是風險會增加，必須更加小心照護呼吸道。

離開病房，我在電話裡和主治醫師報告扣將的病情，以及其家人的請求。

「明天看看情況吧。通知麻醉科醫師！」主治醫師說。

「那麼今天還是幫扣將術前準備囉！」我反覆確認。

「準備吧！」

「是！」

＊＊＊＊＊＊

「張口器！」主治醫師和刷手護理師伸手要著器械。

「紗布、漱口水。」我也跟著喊著。

只見刷手護理師──「東東」熟練有序地，將所有的器械完美遞到每個需要的人手上。東東是個陽光男孩，深邃的眼睛、開朗的笑容、敏捷的手腳，讓所有醫護同僚都讚譽有加。

主治醫師在扣將的上顎打了些許的局部麻醉和血管收縮劑，並用龍膽紫筆點描術前記號。刀輕輕地劃過硬顎和軟顎的組織，只見這些硬軟顎的組織皮瓣，被剝離子和手術剪刀快速而有效率地分離。雖然打了血管收縮劑，但仍不免有些微出血。

「Suction！」主治醫師嚴厲地說。

我立刻慌忙拿起抽吸管，將血盡量吸引乾淨，保持術野清晰。硬顎已被剝離完全，軟顎也被分成了內外兩層，分別做了兩個「Z形皮瓣」。這Z形皮瓣的手術技巧，在整形外科手術裡，被廣泛地運用在各種傷口的延長，除了可以減少傷口張力之外，還可以改變疤痕的方向。

「外國人和我們就是不一樣，你看高加索白人，怎麼隨便切、隨便縫，疤痕看起來都不明顯，我們亞洲人要是這樣做，早就沒戲唱了，所以才會有這麼多改良的做法。」主治醫師感嘆地咕噥著。

「真的，由於人種體質不同，醫學真的必須因地制宜才行。」我應聲附和道。

「之前有別的醫療團隊挑戰我們說，為什麼要把手術方法弄得這麼複雜，只為了好一點點的手術結果？育瑩，你知道為什麼嗎？」主治醫師一邊縫合著軟顎的傷口，一邊問我，他頭戴著直角放大鏡，為的是讓脖子不需要彎曲低頭，就能有更清楚的術野，畢竟低頭這動作是造成所有整形外科醫師頸椎退化的元凶。

「嗯……我想想，因為整形外科醫師，就是要專注完美，近乎苛求嗎？」天啊，這汽車廣告詞真好用！

「因為……」主治醫師暫停了三秒，吞了一口口水後，用眼角餘光瞄了我一眼。

我緊張得手足無措，想不清這是個專業醫學問題，還是個社會倫理提問。

主治醫師發現我一時語塞，忽然語氣溫柔道：「因為唇顎裂的孩子值得一張正常的臉呀！」語畢，剛好帥氣地剪斷最後一根縫線。手術結束，時間耗費不多，約莫一個鐘頭的光景。我熟練地將術後醫囑完成，陪著麻醉科醫師將扣將催醒，直到拔管確認安全後才離去。

＊＊＊＊＊＊

晚上九點十六分。正當我貴妃出浴，公務機忽然鈴聲大作。「朱醫師，快點，今天開完顎裂的那個孩子，呼吸有問題，血氧濃度一直在往下掉！」電話那頭，傳來護理師心急的催促聲。

可惡，擔心的事情，還是發生了。一定是因為感冒導致的分泌物過多，塞住呼吸道！我馬上交代：「先抽痰和鼻水，請值班住院醫師先放個鼻管，給寶寶氧氣流量開到最大，找麻醉科醫師評估。我會盡速趕到！」

來不及管頭髮還有五分濕，我立刻外套一披，路邊招攬了一部計程車，狂奔至醫院。衝進病房，看了一下鐘，離出門那刻約莫過了十五分。所有值班的醫療團隊，包括資淺住院醫師、麻醉科醫師、專科護理師，都圍在扣將身旁。口鼻分泌物已經被吸引乾淨，氧氣流量也已調整。我抬頭看了血氧濃度顯示96%，差強人意的數字。

「我想，應該還不到要重新置放氣管內管的情況。」麻醉科醫師道。

「看起來狀況有改善！」住院醫師學弟附和著。

「還是在鼻子放個nasal airway吧！」我擔憂地說。

「Nasal airway」是在鼻道裡放個通往咽部的軟管，確保鼻部呼吸道通暢。戴上手套，我將沾滿潤滑劑的鼻道軟管拿起，輕輕地往扣將的鼻孔裡插入。扣將完全沒有力氣掙扎，只能皺皺眉頭，嗚咽兩聲，表示他的不情願。

置放完後十分鐘，呼吸逐漸平穩，血氧濃度回到99%。扣將累得呼呼大睡。已經嚇傻的媽媽和外婆，此時仍驚魂未定，默默在一旁流淚。醫療這事兒，永遠不該心存僥倖，否則欲速則不達，運氣差時，可能連命都賠上。

四天後的早晨，扣將終於情況穩定，可以出院囉！他呼吸順暢，鼻管也已經在昨天移除，臉上又恢復了活潑的笑容，正和媽媽一同坐在床上玩耍著。

「扣將，今天要回家囉！」我笑逗著他。這幾天來，他已經很熟悉我的聲音了。

「來，說謝謝醫生阿姨的照顧。」媽媽抓著扣將的手，指著我的方向。

扣將看了媽媽一眼，一臉疑惑地流著口水。他才九個月大，一個字都還不會說。

「扣將好棒，辛苦你囉！」我蹲下來，笑著輕撫他的頭。順便幫他看看傷口。

我發現扣將的體重生長曲線，在他三個月大時，才落在50%，這意味著同齡的孩子有一半比他重。九個月大時，竟已落在90%，表示他追趕過了40%的孩子，這超英趕美的速度，究竟是怎麼一回事？好奇一問之下，才知道原來扣將前幾個月，都住在日本，給日本奶奶養。後來的這幾個月帶回台灣，給台灣外婆養，台灣外婆不知道都給扣將餵了什麼，長得特別頭好壯壯！。

「扣將長大好多，台灣阿嬤比起日本阿嬤，真的好會養呀！」我笑道。

「當然囉，我們是『光ko』『晴Sei』，有『靠勢』啦！」外婆充滿自信地，用台語發音道。

看著扣將修補完成的完美上唇，以及即將癒合的上顎傷口，老師的話，忽地又在我耳邊響起：

「他們值得一張正常的臉！」

女人永遠是女人

豔陽高照的午後，診間的窗戶折射太陽光，透出了明亮奇異的色彩。過了端午，氣溫雖逐漸穩定，卻又不免開始一段濕熱難耐時節。氣溫越發炎熱，醫院的冷氣就越開越強。在室內直打哆嗦，一到室外又酷熱無比，彷彿天然的三溫暖，令人難以招架適應。

我像往常一樣走進診間，和護理師及PGY（不分科住院醫師）學弟打了聲招呼，便走到我的「王位」從容地坐下，自書包裡拿出了一個小化妝袋。

「朱醫師，今天我們要選什麼味道呢？」毛毛興奮地問。她是診間護理師。圓框眼鏡、年輕神韻，讓她不需要任何妝容修飾，就自帶青春的光采。

「小祕密！」我神祕地說。

轉過身，我看向那位初次見面的PGY學弟，一個身材挺拔帥氣、頭髮抓得十分有型的年輕小夥子，臉上帶著百分之十的稚氣、二十的徬徨、三十的緊張、四十的興奮。

「學弟！」我輕喚他一聲。

「是，學姊！」

他似乎有些受驚，立刻從椅子上跳了起來，立正站好，彷彿要接受總統閱兵一般。

「別緊張！來，紅色、紫色、灰色，選一個顏色。」我說。

「嗯……紫色好了！」他想了三秒鐘，迅速做出一個決定。

「好，紫色，就決定是你了！」我興奮地說。

從化妝袋裡選出一罐紫色的瓶子後，我揮揮手示意護理師毛毛開始叫號，PGY學弟一頭霧水地安坐在我身後一公尺處。

診間門緩緩打開，走進來的是一位老年女性。她白髮皤皤，皺紋滿面，穿著一身古典旗袍，梳了一個微低的髮髻。雖面頰皮肉鬆垂，但眼光卻炯炯有神，頗有一種風韻猶存之感。可以想像五六十年前的她，應是風華絕代。

「您好，請問今天有什麼問題嗎？」我禮貌地問著。

「小姑娘，你看婆婆我是不是需要拉個皮，看起來才會年輕些？我想要年輕個十來歲！」她操著外省口音，對我笑了笑，用雙手把兩頰皮膚往上用力一提。

由於皮膚實在太鬆垮，彷彿可以折個三折到頸後夾個曬衣夾，我不禁細看了一下她的病歷表中的年齡。

「八十六歲！」毛毛與我心領神會，一同看向電腦螢幕確認婆婆年紀。

啥？我在心裡大吃一驚，不由得揉揉眼睛，再確認了一回！

這個年紀會來拉皮的人，可謂絕無僅有。

「拉皮有分上臉和中下臉拉皮，看您想要達到什麼樣的效果。不過依照您的情況和臉部條件，如果希望手術後整張臉看起來年輕而協調，建議得上中下臉全拉才行。這就好比一間房子，不能只裝潢一半的概念。」我摸摸她下垂的臉龐，婉轉地說道。

「那麼，會不會有什麼風險呀？是否需要全身麻醉睡著呀？」她問。

「全臉拉皮勢必需要全身麻醉，否則無法承受。但由於您的年齡較大，整體麻醉風險勢必增加。」老實說，我有點兒想勸退她。

「沒關係，婆婆都這麼老了，掛了就掛了，但就想要年輕個十歲！」她語氣溫柔而眼神堅定。語畢，深深地吸吐了兩口氣，露出了愉悅的神情，並環顧著四周。

「這是一個六小時的手術，術中可能大量出血，術後可能有血腫、顏面神經失調的可能性，雖然機率不高，不過您確定要承擔這樣的手術和麻醉風險嗎？」

「婆婆願意的，活了這麼久，也沒在自己身上認真花過心思，在人生最後階段，婆婆豁出去了。能夠年輕十歲，就年輕十歲，萬一掛了，也不怪誰的。」她意志堅決。一來一往討論後，我被她的決心說服，這手術看來勢在必行。

＊＊＊＊＊＊

「嗶、嗶、嗶……」麻醉機偵測到的心跳聲，響徹整個手術室。

就在幾個星期後，我們如期幫她安排了全臉拉皮手術！術前，心臟科醫師幫她做了心臟超音波，發現她的心臟功能，彷彿年輕人般強而有力，肺功能各項指標也令人驚嘆，真是人不可以貌相。

一位大學六年級的女實習醫學生，立志要走外科。聽說有拉皮手術可以觀賞，便毛遂自薦地說想成為團隊一分子。對醫學生而言，這應是個令人興奮的盛事，讓她上手術台，有何不可？

首先，手術刀從左耳後開始切開頭皮，緩緩移行，經過頭頂，再進展到右耳後，形成一個血髮箍般的路徑。慢慢地、謹慎地將前額的頭皮像脫帽子一般，往前整片掀起撥開，像剝文旦一樣，直至翻到眼眶骨上緣為止，露出了白色的頭顱。由於下刀前局部止血劑等待作用時間夠久，失血量控制在合理的範圍內。

仔細地分出感覺神經後，我們將頭顱骨前額突起的部分用電鑽磨平，讓額頭形狀比較優雅平順，再把一些前額肌肉用電燒格子狀分割破壞，使肌肉無法收縮，同時改善抬頭紋問題。

頭皮翻下來的那一刻，實習醫學生看得呀然驚恐，瞬間精神有些恍惚，連拉勾的手都些微地顫動著，影響到術野開展。

「有吃早餐嗎？」我嘴上邊問，眼睛依然盯著術野，手拿組織剪慢慢分離著皺眉肌。

「有。」她肯定地說。

「上刀前一定要吃東西，否則午餐是否能吃得到，也是難以預測的。」我說。

頭皮重新往上蓋回，彷彿重新戴帽一樣。削剪去一公分左右的頭皮，將傷口內層用可吸收線縫緊，外層用皮膚專用釘槍釘合，上臉拉皮術，大功告成！

接下來，輪到中下臉的部分。一如往常地，我們用龍膽紫筆，將手術劃記標示在臉部和頸部下刀處。止血劑混著生理食鹽水，被裝入針筒裡，輕輕打進一側的臉頰。隨著液體的推入，臉皮和肉開始被水分離，整張臉水腫成原來的兩倍。

手術刀按著標記劃開皮層，再用拉皮剪，把中下臉的皮膚和皮下組織分離，薄薄一層掀起，像軟柿子去皮一樣，露出下面血肉模糊的脂肪和肌肉筋膜層。整個過程，彷彿電影《畫皮》、《人皮燈籠》的真實應用版。

肌肉筋膜層被往上拉提，重新縫合固定在耳前的部位。再夾起多餘的皮膚，毫不留情地修剪到順應新的臉型。

正當手術進行到最後一步要縫合的時刻，突然間「匡啷」一聲，一隻器械從學妹的手中掉落。

我抬起頭，正想要嚴厲提醒她時，竟發現她已臉色慘白，眼睛閉合，搖搖晃晃地，似乎已難以維持姿勢。

其餘的手術室工作人員，也不顧不得什麼手術台上的無菌原則，立刻一個箭步向前，攙扶住搖搖欲墜的學妹。

學妹雖一息尚存，但卻已氣若游絲地，被扶到一張簡易的病床上。麻醉科護理師專業地打上了靜脈管路，並按照醫囑拿了一包點滴，迅速灌注，以補充糖分和水分。

雖然曾經聽說過，有醫學生因為沒吃早餐，血糖太低而上刀暈倒的狀況，但學妹有吃早餐卻仍暈倒，這樣的情況我倒是初次碰到。

快速地將婆婆的傷口縫合好，傷口包紮完整後，我立馬脫下手套、穿上隔離衣，飛奔去急診室關心學妹的情況。學妹看似已經完全恢復了。

「你還好嗎？」我關心地說。

「還好，還好，暫時沒有大礙。」她不好意思地回答著。

「剛剛到底是怎麼了？」我不解地問。

「因為剛剛在拉皮時，光是看到頭顱骨露出來，我就覺得有些不舒服，最後中下臉皮肉分離那刻，真的覺得有些噁心，忽然間也不知怎地，就失去意識了！」她重述當下情況，眼神透露出餘悸猶存。

「別擔心，會慢慢好起來的。」我拍拍她的肩。

「謝謝學姊關心。」她微笑著說。

「不過，這樣以後還會想走外科嗎？」我笑問道。

「哈，我真的要認真考慮一下，確實有些畫面太驚悚了。」她尷尬地苦笑。

＊＊＊＊＊＊

兩個月後的診間，婆婆帶著滿心愉悅複診了。

一如往常地穿著優雅的旗袍，頭上紮了一個低髮髻。不一樣的是，她看起來真的少了十幾歲，從八十六歲忽地變成了七十歲左右的模樣。我注意到她身邊，多了一位西裝筆挺的老紳士。兩人互相攙扶著彼此，空氣中洋溢著甜蜜的氛圍。

「感謝醫師，我恢復得很好，臉也消腫了。託您的福，看起來年輕了好多呀！」她握住我的手，滿懷感激地說著。

「這位是？」我眼光看向那位老先生。

「正要跟您介紹，我交到小我十歲的男朋友，為了和他看起來比較匹配，我決定來做拉皮手術。自從十幾年前我老伴死後，這些年來，我從沒像現在這樣，如此開心過！」她一臉無法藏住的得意，目光嬌羞地看向那位老先生，彷彿一位十八歲初戀的少女。

女人不管到了幾歲，都不會放棄自己的容顏。即使是接受一場恐怖到令醫學生暈倒的手術，也在所不惜。我開心地表示恭喜，決定永遠隱瞞這個術中小插曲。

＊＊＊＊＊＊

「學姊，我可以問一件事嗎？」一旁跟診的PGY學弟問，那年輕的臉龐，籠罩著一層疑惑。

「什麼事，請說。」我答道。

「兩個月前，我選了紫色，代表了什麼嗎？」學弟問。

「喔？你說這個，都過了那麼久的事了。」我微微一笑，從包包裡翻拿出了紫色的小瓶子。

「這是精油。此配方裡有玫瑰天竺葵、茉莉和伊蘭伊蘭，都是催情的元素。當下你選完後，我就把精油滴在診間的一片紗布上，讓氣味分子擴香囉！」

「催情的元素呀……」學弟有如醍醐灌頂，嘴裡念念有詞地輕嘆著，臉上掛著若有所思的神情。

「或許是你，用精油預言了這場手術吧！」我淺淺笑道。

一抹春風清清淡淡、若有似無地，吹拂過整形外科的診間，剎那間我心裡開滿了整片花園！

罪惡總是要償還（上）

外科第五加護病房，一直是整形外科專屬的顯微重建加護病房，也是我們最依賴的術後加護單位。這是世界罕見的專責皮瓣觀察加護病房，也是皮瓣觀察訓練最精實的教育殿堂。裡頭住著的絕大多數都是頭頸癌或乳癌病患，其做完腫瘤切除加上顯微皮瓣重建術，需要數天頻繁密切的觀察。另有一小部分是斷指、斷臂或因外傷血管斷裂重新接合後，需觀察組織循環的患者。

從住院醫師時期開始，這個加護病房我至少一日走三回。一回是早上六點，趁主治醫師尚未查房前，自己先把重建後的皮瓣循環觀察一輪，診視游離皮瓣們是否還生氣蓬勃地活著，接下來則是和主治醫師在七點左右，一同再查一輪。第三回，通常是下班離開醫院前，進行一日最終的確認。然而「一日看三回」只是基本消費而已，如果皮瓣狀況不佳，血液循環發生問題，即便是「死守四行倉庫」的狀態，也是屢見不鮮。然而，升了主治醫師之後，如果皮瓣沒發生問題，那麼每日「瀟灑走一回」即可。

差點忘了與各位看倌們解釋「游離皮瓣」是怎麼一回事。簡單的說，就是身上的一塊組織，可以是皮肉、可以是骨頭，也可以是連皮帶骨，只要你能成功地在身上找到合理的供應區。在收割游離皮瓣時，必須將這塊組織和供給它營養的血管一起分離下來，才能接合到目標缺損區域的血管上，讓血液重新恢復供應，此組織方可存活。就好比植物移栽時，不能只拔下花和葉，而是必須連同滋養的根莖一起移植才能活得長長久久，這是同樣的道理。

＊＊＊＊＊＊

「妳在想什麼？發呆喔？」黑澤君突然拍了拍我的肩膀。

「沒有，我在想師父下星期的那台腓骨移植要怎麼做。」我從白日夢中突然回過神來，順口撒了個無傷大雅的小謊。

忘了介紹黑澤君這號人物。他可是個自我風格主義很強烈的學弟，平常代號為「R」的黑澤榮志！冷靜、少言、俐落，加上一點微帥氣的強迫症，形成一種令女性深深著迷，卻又難以駕馭的氣質。在同儕間最著名的習慣，就是上刀前，一定要聽個帕格尼尼的小提琴曲！另外，他對於攝影更有種異於常人的執念，在這個手機照相當道的年代，黑澤君仍堅持用黑膠底片拍攝手術刀切下來的檢體。

「那病人之前已經開過兩次腫瘤切除加上皮瓣重建手術，這次併發放射線骨壞死，預計要把下顎骨切除一大段，用腓骨皮瓣來重建。不過經過兩次大手術後，脖子可以當作接合對象的血管，已經寥寥無幾，加上放射線治療過後，組織肯定是硬得要命。」黑澤君撥撥前額的頭髮，神氣地說，臉上看不見一絲擔憂，彷彿事不關己！

「師父應該會用對側頸部的血管，來進行皮瓣重新灌流吧，我想！畢竟那是個處女地。」我自言自語道。

「到時候見招拆招囉。」黑澤君一副老神在在。

「下禮拜又要合作無間了。要不要喝個咖啡，學姊請你。」我抓起了錢包。

「走！」

「走！」

＊＊＊＊＊＊

滋——滋——

師父電鋸磨斷下顎骨頭的聲音，尖銳刺耳。整個手術室瀰漫著骨粉的懸浮微粒，氣味嗆鼻難耐。

「我最不喜歡鋸骨頭的步驟，又吵又臭。」我一邊拿著手術長剪解剖著小腿的筋膜，一邊說道。

「我怎麼覺得是骨粉是香的。」黑澤君一臉享受。

幫著師父拉勾的美麗姊突然抬起頭看我，擠眉弄眼了一下，接著點頭如搗蒜，向我表示她的贊同。

「我怎麼什麼都沒有聞到！」我那嗅覺不敏銳的師父說。

呵！男人的嗅覺構造和女人一定大異其趣。

這種頭頸部重建的手術，通常都是兩個團隊同時進行。一組人馬在臉部進行腫瘤或壞死部分的切除，另一組人馬在大腿或小腿的部位進行皮瓣的收割。雖然「收割」聽起來只是拿個刀把肉剁下來，實際上並不是這麼一回事。就好比一株在土壤裡深根五十年的植物，要移栽時，若要做到每一條細根都完好無缺地從花盆裡分離出來，勢必要花上一番工夫，更別提手術中進行的是微小血管的解剖。這些皮瓣的拿取和血管的縫合技術，必須花上好幾年的功夫練習才能成熟。又因為醫療行為的失敗容忍度太低，人體的傷害不可逆，無法進行「試誤」學習，所以要訓練一個能夠獨立進行顯微重建的外科醫師，實在難上加難，全世界也只有少數的醫學中心能夠進行完整的顯微外科訓練。

「幫我拉一下這裡，我要把側邊的肌肉和骨頭分離。」我將雙鉤固定在某個位置後，交給黑澤君。術野穩定展開，接著拿起十五號刀片，將側邊的肌肉從骨頭上削了下來。

「削肉看起來好舒壓！」黑澤君說。

「等等到更深處，手要很用力剝開時，就會累得要命，我看你還覺得舒不舒壓！」我白眼一道。

「你們做到哪裡了？」師父轉頭關心道。

「痾……才開始沒多久而已呀！」我舌頭一吐，心虛地說。

手術時大家都得帶著外科口罩，沒人會看到我的舌頭。

「快點，加速加速！」師父催道。

「加速加速，師父說加速了，不要再混了！」我轉頭向黑澤君使了個眼色。兩人發條瞬間緊栓，全力衝刺。

將小腿側邊的骨肉分離後，接下來必須分離前側的肌肉。我小心翼翼地將不重要的小血管，用血管夾一個個地夾住並剪斷，深怕一個不注意，病患的小腿會有沐浴在血泊中的危機。

「學姊在做什麼？」

一個熟悉爽朗的聲音，在我耳邊響起。原來是小師弟。

「歡迎光臨！你沒刀啦？怎麼這麼早就開始閒晃了？」我笑問。

「今天老闆的刀結束得早，來這邊學習一下。」小師弟答道。對於每一位資深的主治醫師，我們都會尊稱他們一聲：老闆！

「我們正在拿腓骨皮瓣重建下顎。」黑澤君對小師弟解釋道。

「哇嗚，這麼神奇，我還沒看過幾台耶！」小師弟說。

隨著前外側的肌肉被分離，我拿起鋸子，把小腿骨鋸了將近三十公分下來。小腿骨有兩支，粗的為「脛」，細的為「腓」。身體的重量絕大部分由脛骨支撐，通常撞到小腿時，痛的也是脛骨前的部分，也就是所謂的「弁慶流淚處」。「弁慶」是日本戰國時期的武將，打到這部位，連驍勇善戰的弁慶都得哭上一回！

再說到腓骨，這相對來說在下肢承重無用的骨頭，則可以自由地被外科醫師取用，作為身體任何一處需要骨重建的材料。

「我上面處理得差不多了！你們下面到底好了沒？」又過了一個小時，師父終於對我們失去了耐心。

「差不多了，再把深層的肌肉分開即可。」黑澤君回應道。

我、黑澤君、小師弟被師父一催，整個腎上腺素竄流全身，果然過了一刻鐘的時間，腓骨皮瓣迅速成功地被我們收割下來。

切下來又長又直的腓骨，被師父鋸成好幾段後，拼湊成了半邊下顎骨的樣子，用骨釘、骨板將之固定在剩餘的臉部下顎骨旁。皮肉的部分，也拿來取代被切割掉的口腔黏膜和臉部肌肉。

「不管怎麼做，這重建後的臉，始終還是無法自由自在地行走於光天化日之下。」黑澤君感嘆道。

「要知道，能夠活命就不錯了。重建的原則是『先癒合，次功能，後美觀』，知道嗎？」我說。

「知道歸知道，還是覺得看了渾身不對勁。」小師弟悄悄地說出了大家的心底話。

我拉了一下顯微鏡的手把，將焦距調整適當，開始進行血管接合的步驟，這是手術成敗的另一個關鍵時刻。黑澤君坐在我對面，頭臉靠著接目鏡，目不轉睛地盯著術野。

「顯微剪刀。」我伸手要道。

「肝素、沖水。」黑澤君呼叫器械也不遑多讓。

小師弟在小腿處的皮瓣供應區術野，辛苦地將傷口縫合及進行補皮，美麗姊幫忙著他，師父在一旁以監工之姿緊盯著大家，深怕我們偷懶失去效率。一個小時的光景，動脈、靜脈就這樣在一搭一唱間，接合完畢。皮瓣也由原本的蒼白，恢復了粉紅的血色，看起來血液循環棒透了。

「呼！終於移植成功，好累呀！」我脫下手套，看看時間，已是下午六點半，我們連續手術了十個半小時，滴水未進。

「等下一定要吃個好的！」黑澤君把手套射進感染性垃圾桶裡，開心地叫道。

「同意、同意。」小師弟歡呼著。

「走，等下請你們吃快炒。」師父也如釋重負地樂道。

果然，顯微重建手術最美妙的一刻就是：「下班吃飯」！

＊＊＊＊＊＊

出了醫院，旁邊的快炒店選擇琳瑯滿目，但常吃的也不過就這幾家來著。

師父點了蝦仁炒飯、蔥爆牛肉、鯛魚下巴、炸肥腸、炒水蓮還有我最愛的鮭魚味增湯。買了幾罐啤酒，大家觥籌交錯地，從手術方法，聊到醫院八卦。

「你會開皮瓣手術了嗎？」師父問小師弟。

「嗯……不會。」小師弟毫不猶豫地爽快答道。

「那麼你會嗎？」師父轉頭看向黑澤君。

「痾……不太會。」黑澤君猶豫了一下，畢竟他稍長小師弟一個職級。

「唉！你們都訓練不足。回想我們以前，實習醫師的時候就在割盲腸了，你們現在什麼也不會。」師父大嘆道。

「現在都用腹腔鏡開急性盲腸炎了，沒有常規使用開腹的方法割盲腸了呀！腹腔鏡連一般外科的總醫師都不夠熟練了，我們當初自然沒有動刀的份兒啦！」我替這一代的年輕醫師平反著。

「真的是時代不同囉！」語畢，師父又喝了一口啤酒。

突然，某處傳來帕格尼尼小提琴曲，原來是黑澤君的手機鈴聲大作！

罪惡總是要償還（下）

黑澤君拿起了公務機，瞧了一眼螢幕上的號碼。「是加護病房打來的。」

「快接吧！」我說。

師父和小師弟也放下手中的碗，側耳傾聽。

「喂，我黑澤，請問有什麼事？」

「黑澤醫師，我這裡是第五加護病房，請問您可以過來看一下嗎？那位今天做下顎骨重建的病人，皮瓣有點不對勁。本來推入加護病房時，顏色還是正常粉紅，現在看起來皮瓣表面顏色變暗，甚至有點泛藍……」電話那頭，加護病房護理師焦急道。

「皮瓣穿刺血液是什麼顏色？」黑澤問。

「一開始確實是鮮紅色的，目前變成暗紅色了。」

「沒有辦法放血之後由暗紅轉為鮮紅嗎？」黑澤皺眉問。

我拍拍黑澤，他拿著手機回過頭來看了我一眼。

「那樣不保險，我們回去看看皮瓣吧！」我插嘴道。

黑澤別過頭，一邊講電話，一邊向我比了個「OK」的手勢。

掛上電話，氣氛由嘻笑怒罵，變得沉重無比。如果說做顯微外科手術最幸福的事，是手術順利完成後吃一頓大餐，那麼最令人喪氣的事，就是享用大餐時，接到皮瓣出問題的電話。

觀察「那塊肉」是一件高度專業的事兒，需要儀器和人為判斷的相互輔助。既然牽涉到人為，必定有許多自由心證的判斷空間，因此要成為一位訓練有素的「皮瓣觀察護理師」，也需要好幾年的經驗，才能趨於成熟。

要判斷「那塊肉」的循環狀態，必須參考許多要素。例如顏色、溫度、組織飽滿度、微血管回沖時間等等。我們可以把皮瓣想成是一個連著澎湖跨海大橋的西嶼島，島上的所有資源都由跨海大橋進入，垃圾也由跨海大橋運出。而這座橋，就是整形外科醫師用顯微鏡接得拚死拚活的血管。連接皮瓣的動脈阻塞或彎折，皮瓣就沒有血液的供養，久而久之，氧氣和養分皆不足，皮瓣就會死亡，這好比進入西嶼島的道路受阻，島上的居民，就沒有賴以為生的食糧；若出島的道路受阻，垃圾和汙染就會一直累積在島上，島民也無法繼續生存；同樣的道理，連接皮瓣的靜脈阻塞或彎折，組織代謝產生的廢物和減氧血無法流出交換，皮瓣便會缺氧而亡。

「如果這條橋某通行方向受阻，不能讓另一個未受阻的線道，有時候進，有時候出嗎？」交通管制一下就好了嘛！

這問題問得太好！

只可惜人體的血管不是真的跨海大橋，它們像單行道一般，有獨特的方向性，動脈和靜脈也是分條行走，無法有時作為動脈進入，有時作為靜脈流出。

「什麼問題？」黑澤一掛上電話，師父就忍不住殷殷詢問。

「聽起來是皮瓣有些『Venous congestion！』」

「Venous congestion」是靜脈鬱積的意思。也就是血液無法成功由靜脈流出，在這樣的狀態下，皮瓣的顏色就會呈現泛藍，一切與政治無關。

「怎麼會這樣？」我也焦急地問。

「目前原因不明，要回去看才知道！」

「走吧！」

「走！」

＊＊＊＊＊＊

從下午四點到晚上十二點的小夜時間，通常是第五加護病房最忙亂的時刻。絕大多數的術後病人，都在這個時段被轉送至加護病房照護。

我、黑澤、小師弟惴惴不安地踏入加護病房，迎面而來的是護理師小晏。

「朱朱，你快過來看，這塊肉是怎麼了！」小晏心急地向我問道。

「現在血壓多少？」黑澤搶在我前頭。

「回來的時候收縮壓曾經飆到180毫米汞柱！現在也有160毫米汞柱。病人原本就有高血壓，固定在服用藥物。」小晏一邊看著護理紀錄，一邊向我們報告。

「太高了吧！」小師弟自言自語。

「止痛藥和降血壓藥打了嗎？」我說。

「已經打了，但對血壓控制效果有限的樣子。」小晏說。

「先看看病人吧！」黑澤已經迫不急待地想要確認那塊病患的嘴邊肉，如今安在哉！

＊＊＊＊＊＊

四人踏入病室，病人麻醉尚未清醒，左邊鼻孔插著氣管內管，生命徵象監控器嗶嗶嗶地響著，血壓、血氧、呼吸、脈搏，每個數據都各有其節奏！

我走進一看病人的脖子，發紅微鼓，傷口邊的引流管，不斷地滲出暗紅色的血，到達一秒一滴的程度。嘴上的皮瓣，整片脹紅到甚至微微發紫，好比用橡皮筋綁住手指根部，指尖泛紫的顏色。

看到此景，我心頭暗叫不妙。從住院醫師時代熬到當主治醫師，皮瓣手術失敗的一千種原因，大概都了然於心。皮瓣發紫、血壓升高、脖子微鼓、引流管狂滲漏等等，這種種跡象，無一不指向「血塊壓住靜脈」導致回流受堵！

「拿器械包，我們要打開脖子！」我斬釘截鐵道。

「是血塊壓住靜脈嗎？」小師弟問。

「看起來應該就是。」黑澤一臉無奈。

「朱朱，我就知道妳會這樣說，來，器械包已經準備好了。」小晏苦笑了一聲，畢竟她也不是第一天出來混，什麼大風大浪沒見過。

三人穿上無菌衣，我拿起碘酒在病人脖子的傷口上消毒了三輪。鋪上無菌的單巾。黑澤拿起剪刀將脖子的縫線剪斷，小師弟拿著紗布。就在縫線被全剪斷的那一刻，一陣紅黑色的血汩汩流出。翻開脖子的皮膚，隨之映入眼簾的，是一大團血塊，壓在傷

口床的血管上，量大概有隔壁薑母鴨店的一盤鴨血那麼多。（隔壁那間店算是俗又大碗的那一種）

「這血塊也太多了吧！」小師弟驚嘆道。

「沒有辦法，應該是因為病人本來就有高血壓，回來又因為疼痛，導致血壓更高，整個傷口床才開始流血，唉！這也不是少見的事，只是一直都很難解決。」黑澤說。

「那打降血壓藥呢？」小師弟問。

「剛剛打了。」小晏提醒著。

「當然可以打，但是麻煩的是，如果血壓降低的話，動脈的循環也可能受阻，而血壓太高的話，可能因為瀰漫性出血，造成血塊壓迫靜脈，每做一個決定，就會負擔另一種風險，這才是困難所在。」我一邊挖著凝固的人血塊，一邊無奈地說著。

隨著血塊挖出越多，皮瓣的動靜脈走向就越來越明朗。不知不覺，也挖了一個彎盆的量，少說有500毫克。

「看一下嘴上的皮瓣，顏色有好一些嗎？」我問黑澤。

「看起來顏色彷彿有比較好一些。」黑澤說。

「真的嗎？我看一下！」我抬頭瞄了一下，看起來似乎退紫了，但還是令人不甚安心。

我拿起器械，把剛從血塊中「開採」出來的皮瓣動靜脈調整到適當擺位，同時確認其通透性。

「目前是通的，還沒有塞住，好險！」我說。

「幸虧來得早，不然再等下去，靜脈就會整個塌陷塞住了。」黑澤吐了一口大氣。

「解決了嗎？各位。」小晏關心地問道。

「看起來是的。」小師弟答。

「不過還是要密切觀察，雖然目前血壓趨於穩定，沒有出血點，但還是不能掉以輕心。」我補充道。

關上傷口，脫下手套，我拿起手機向師父報告狀況。三人筋疲力竭，各自回家，不願再逗留任何一刻。所幸整夜都沒有接到加護病房電話，且拜極度勞累之賜，一夜好眠。

翌日清晨，我和黑澤一大早就約好去加護病房查看。

「朱朱，早安。現在才七點，這麼早就來？」大夜班護理師小靜親切地向我打了聲招呼。

「不早了，以前住院醫師的時候，六點就報到了，現在可以睡到七點才出現，已經很奢侈了。」我睡眼惺忪地說。再怎麼樣，也是六點多就起床了，哪裡有真正睡飽的份！

「敢請問皮瓣他老兄何如？」黑澤問。

「看起來目前很不錯的樣子！」

「不過血壓還是很難控制就是了，動不動180，連我血壓都要跟著高起來了。」小靜兩手一攤，焦慮地說。

我看了一下監視螢幕，確實血壓高居不下。

「還是打藥控制吧！畢竟如果因為血壓過高，併發出血性腦中風的話，人都死了，皮瓣難道還能活不成？」我看著病人，深感無奈。

「中肯，不如現在就打個2cc的血壓藥先。」黑澤摸摸下巴道。

小靜起身，拿了血壓藥的安瓶，抽出了2cc，注入點滴中。血壓在半小時內，下降到正常數值。

我走向前拍拍病人，雖然身上還插著各種管路，但腦袋已經清醒。他姓張。

「張先生，加油，今天看看有沒有機會拔掉氣管內管，這樣您就會比較舒服了。」

病人雖皺著眉頭，卻用力地點了兩下頭。

「好好好，別再點囉，再點，接好的血管都要斷了！」小靜笑道。

離開加護病房，我和黑澤兩人鬆了一口氣。當天師父來查房時，皮瓣看起來亦安然無恙。

翌日早晨，我和黑澤同一時間，準時加護病房報到，張先生已經成功拔除氣管內管，精神抖擻地望著天花板。忘了說，發呆是他唯一可以做的事，因為在術後的一個星期之內，病患除了不能下床之外，連抬頭坐高的角度都有嚴格的限制。只能睡覺和發呆，極其無聊之能事。

「張先生，今天還好嗎？」我問。

「來，這裡是小白板和筆。」小靜遞給病患。

張先生緩緩提起筆，用工整的字跡，寫下「傷口有點痛」幾個大字。

「打個止痛藥吧！」我對他說。小靜見狀，連忙起身抽藥去。

「辛苦您了，之前就開過兩次重建手術，這次又因為皮瓣循環不好，在加護病房裡，被拆掉脖子的縫線，清出好多血塊，幸好現在皮瓣看起來沒問題。不過還是要繼續觀察，知道嗎？」我安慰著他。

他激動地拿起筆，緩緩地寫下一串字……

「沒關係，我自己知道要忍耐。我這一生，最大的『三個罪惡』，就是抽菸、喝酒、嚼檳榔，才面對這些苦痛，我現在要贖罪。」

我拍拍他，微笑不語。

＊＊＊＊＊＊

出院後再看到他，已是一個月後的事了。他坐著輪椅，戴著口罩，被太太推入診間。我們仔細檢視他的傷口，發現都已癒合完全。雖然口腔癌重建後的病人，發音無法清楚，卻也能稍微辨識。

「還好嗎？」師父問。

「還好啦，沒有什麼問題。」張先生一邊揮手說，一邊擦著控制不了而流出的口水。

「真是太好囉！過關了。」我開心道。

「關關難過關關過啊，遇到就是要接受，我有三個罪惡，菩薩要我好好贖罪。」他幽默地說出這段話，發音不清楚，我卻聽得很明白。

「對，要贖罪！」他太太也笑道。

＊＊＊＊＊＊

醫院裡的麥當勞，永遠是那麼擁擠不堪。師父、我、黑澤君，好不容易門診結束，找到一個位置吃飯落腳。

「話說這些口腔癌病患，要是一開始別抽菸喝酒嚼檳榔，不就不用這麼受苦了嗎。」黑澤邊吃著卡拉雞腿堡，邊嘆道。

「哼！沒辦法啦！往往傷害身體的東西，都很療癒心靈呀！不然你此時此刻在吃什麼？」我咯咯笑道。

「哈！也是。」黑澤君瞬間豁然開朗，拿起薯條繼續往嘴裡塞，心滿意足貌。

唉！觀世音菩薩，外科醫師真的又累又餓，讓我現在好好吃包薯條吧，我也會願意贖罪的！

斷了下巴的女人

今日在手術室和我師父一同開刀時，接到了病歷室的電話。

「朱醫師，有一位田先生的家屬要複製病歷！」

「哪位田先生？」我一邊開刀，一邊用右邊的耳朵湊上流動護理師手上的公務機。

「是一位兩星期前臉部嚴重骨折的病患，今早在家裡過世。由於死因不明，檢察官要相驗，所以要調住院病歷。」病歷室阿姨說。

聽到這個消息，我和我師父兩個人，幾乎要從手術椅上跳起來。這不是兩星期前臉部被撞爛，瀕臨出血性休克，被我們積極 瘋狂搶救回來的田先生嗎？不僅臉部骨折出血，生命被搶救回來，我們還掀了頭皮，用頭骨做了一個新的鼻樑，進行臉部重建。上個星期，據復健師說，還精神抖擻地出入復健中心。

沒想到再次聽到他的狀況竟是死訊，我實在難以置信。一個出院時完全健康如常的人，不到兩個星期後，在家裡睡夢中蒙主寵召。不知是否痛苦，不知死因為何，總之仍待檢方相驗。

想盡辦法使他度過一劫的醫師們啊，你們始終不是神，無法更改生死簿裡安排好的命運！

「我希望他死的時候，既快又乾脆，沒有太多痛苦！」我神色落寞地和身旁的手術專科護理師說，心裡按耐著激動萬分的情緒。

「他一定會往更幸福的地方飛去的，你們已經這麼努力為他治療了，不要太上心了。」專科護理師姐姐溫柔地說。她的綽號叫做「曾美麗」，是開刀房的「刀助」。所謂的刀助，是協助外科醫師開刀的助手。

不管再怎麼難過，工作還是得做，今天才早上十點而已，開了一台小刀。我利用空檔研究了下一台刀的病歷，這是我師父待會要開雙側顴骨削骨美容的病人。不過奇怪的是，普通的削骨，都是在上顎口腔黏膜切出五公分左右的傷口，將骨肉剝離後，顴骨切斷內推，最後再用骨釘固定。這台刀，為什麼師父註明要掀頭皮的工具？

我再仔細地研究了一下病歷，突然靈光乍現，原來是她！

時間回到好幾個月前，那時我最敬愛的奔雲學長，值班時收治了一位下顎骨折的病人。

「老朱，跟你說一個挺誇張的，一位三十歲女性，下巴竟然斷了。」學長神祕的語氣，宛如在講七夜怪談一樣。

「下巴斷了，有什麼特別，我們每天不都在開斷下巴的病人？」我面帶不屑。

「不不不，這人非常特別，因為她下巴削骨總共削了三次。第一次削完覺得自己下巴仍然太大，再削了第二次。殊不知第二次削完，還是不滿意，又再找了另一個醫師，說要削第三次。第三位醫師看了看，覺得她的下巴實在已經夠小了，再削的話，會傷害到下齒槽神經，導致整個下巴皮膚感覺喪失。於是拒絕手術。」

「然後呢？」我問。

「然後她就去找第四位醫師。真不知道第四位醫師是哪來的勇氣，估計是被她纏得受不了。病人意志堅決地說，即使下巴因為神經斷了沒有感覺，也要再削得更尖更小才行。最後還真的做了第三次手術。結果兩天前，在家裡吃芭樂時，用力一咬，聽到『喀』的一聲，下巴就斷了！」

學長繪聲繪影，簡直比天橋下說書的還厲害。

這是什麼離經荒誕的故事？竟然有人把下顎骨削到吃芭樂都

會斷掉！

原來這位病患，感情之路有些許坎坷。一直無法覓得良緣的她，於是下定決心，開始往自己的臉上「開刀」。首先是下巴削骨，到後來下巴尖了後， 開始對顴骨不滿意，又去找整形外科名醫削了顴骨兩回！然而幸福又哪是削骨可以得來？經過來回幾次折騰，終於這回找到了我師父，準備顴骨削骨第三次！

思緒又回到了眼前，病患已躺在手術台上。三十分鐘後在麻醉科醫師精熟的技術下，她被完美地麻倒了。手術團隊開始幫她消毒、鋪單。美麗姊和我一同消毒著手術部位，師父正思考著待會兒的手術計畫。

「是要上下各湊三次才圓滿嗎？」我皺著眉頭，自言自語道。

「你在嘀咕什麼？」師父問！

「老師你知道這個病人的故事嗎？」旁邊的小師妹興奮地問。原來她也曾經認真研究過病歷。

「就是那個下巴削三次，最後斷掉，接著顴骨削兩次，削到被整形外科大老直言：『我實在無法再削下去，抱歉另請高明』的那位小姐呀！感覺是不是整形整上癮了？」小師妹講得十分順口，彷彿已經把這個故事講到滾瓜爛熟。

「什麼？原來我就是那個苦主！」師父眼睛一瞪，大驚一聲。

「不是不是，您是那個『高明』！」我和小師妹異口同聲地回答，看了彼此一眼，忍不住訕笑著。

我仔細地端詳著病患。她其實是一位很美麗的女性。白皙柔嫩的肌膚，宛如嬰兒一般光滑；修長的雙腿，更顯完美身材比例；優雅的肩頸線條，宛如女王頭一般令人著迷，加上細緻的五官、烏黑的秀髮和豐滿的乳房，根本是萬中選一的尤物，連我看了都十分著迷，更別提男人看了會有多麼心動。

「她已經這麼美了，為什麼還要這樣折磨自己？而且聽說她本來也是護理師呢！」美麗姊姊竟然直接搶了我的台詞。

不知道為什麼，我從一個看好戲的心態，突然內心油生不捨。一個擁有漂亮臉蛋的女性，本來可以也擁有漂亮的人生，為何如今心靈變得如此扭曲？是為了自我實現，還是為了悅己者容？如果美麗人生只屬於美麗的人，那麼為何許多影歌星、甚至是黛安娜王妃，都如此情路坎坷？把自己的不幸，歸因於外貌的人，終將沒有機會去理解何謂真正的幸福。

真正的幸福，是慾望和知足的平衡。

「刀來！」

師父帥氣地呼叫著器械，在她的頭皮上，劃下像髮箍一樣長長的刀口。沒有多餘的動作，就這樣輕鬆熟練地，將頭皮慢慢像脫帽一般往前剝開，露出了白色的頭顱，出血控制極佳，術野一清二楚。小師妹在旁看得目不轉睛，這可能是她住院醫師生涯，第一次看見掀頭皮的術式。

隨著頭皮慢慢往前掀起，上眼眶、鼻樑骨、顴骨，一個個顏面骨構造皆清晰可辨。

「沖水！」師父拿著鋸子，吩咐身為第一助手的我。該是將顴骨弓和顴骨體用鋸子鋸開的時刻！

只聽見電鋸在骨頭上，磨得吱吱作響，師父又拿起骨鑿和槌子，試圖將某些堅硬的部分敲斷。終於，成功地將兩邊的顴骨鑿開，形成可以自由移動的狀態。

「你怎麼知道要將顴骨往內移多少？」我問師父。

「按照電腦導航系統模擬的結果。」師父答。

「這樣她就會滿意嗎？」我再追問。

「天知道。」師父苦笑了一下！

再怎麼先進的整形醫療技術，也整治不了病態的心靈，或許身心科醫師才能提供她真正的協助。

手術結束，已是晚上十點，我拖著疲憊的身軀，回家倒頭就睡，連飯也沒力氣吃，澡也沒力氣洗。

＊＊＊＊＊＊

悠悠地，悄悄地，我進入了一個奇幻的夢境。

這是哪裡？看起來彷彿是醫院，和我平常工作的地方有些相似，又有些許不同之處。環境格外明亮，柔煦的陽光射入華麗的玻璃落地窗。窗外生滿了綠意盎然的喬木、灌木叢和藤蔓植物；地上鋪滿了落葉，點綴著一旁爭妍鬥艷的花朵。稍遠處隱約有瀲灩的水光，那或許是一個池塘？耳邊，有潺潺的流水聲，彷彿你站在溪水旁，又似乎不然。

在夢裡，我的手機竟也會被護理站call得鈴聲大作！衝向護理站，我看見臉部骨折的田先生躺在床上，在睡夢中心跳停止！

於是乎我開始了急救的過程。

夢境中，即使是急救，彷彿也是柔和、緩慢、安詳的節奏，整個畫面是如此純白。而這次的心跳停止，竟然被我救活了！心電圖從一直線，漸漸恢復到正常心律。田先生眼睛緩緩睜開，慢慢起身，坐在病床上，用他的微笑報答著我，向我點頭致意。

老實說，我並不確定是怎麼救起他的，用的不是常規的急救方法。彷彿只是握著他的手，用意念支持著他、祝福著他，既清晰又模糊……

我因鼻酸而醒來，眼中仍含著滾燙的淚珠。

謝謝您，讓我重新再救活您一次，讓我不再後悔和疑惑您的去向。這是您和我道別的方式嗎？這夢裡的情境又是哪裡的天堂？無論如何，繼續在那裡好好照顧自己，好嗎？

我很高興認識您，為您服務，幫您進行手術讓我感受自己身為醫者的高貴之處。願您現在已在任何心之所向的天堂，安心、自在、喜樂地活著、笑著、照看著這世上的一切陰晴圓缺！

破碎的中秋

「七十歲男性，有高血壓、糖尿病和高血脂的病史，這次因為在田裡工作暈倒，導致右邊的眼底骨折，從地區醫院轉診過來，希望會診我們整形外科來做眼底重建。目前眼睛很腫，眼球轉動幅度有點受到限制，視力沒有明顯下降。生命徵象也穩定，沒有合併腦部出血。」小師妹在電話裡幹練地向我報告著會診結果。

「如果沒有其他的問題，就安排住院開刀吧！這個月的眼底骨折怎麼這麼多呀！」我在電話那一頭一派輕鬆地回應著。

「好的，學姊，再麻煩妳收留囉！」小師妹的聲音清亮爽朗。

「沒問題，我再研究一下！」我瀟灑地回應著。

「學姊，快中秋節了，要不要來舉辦個烤肉聚會？」小師妹忽然話鋒一轉。

「哈哈，好呀！去年沒有吃到，今年一定要！」我總是無法拒絕這些熱情的邀約！

話說，眼底骨折是極為常見的臉部骨折型態，最常見的受傷機轉為車禍、跌倒。喔對了，還有被毆。在臺灣，車禍還是占了八成左右。

第一次聽病情解釋的，是病患的妻子，那婦人頂著一頭灰白的短捲髮，一臉愁容。

「醫生，這是需要開刀的嗎？」她焦急的詢問。

「人的眼眶，宛如一棟房子，上面有天花板，下面有地板，內側有一道牆，外側也有一道牆。而靈魂之窗： 眼睛，它老兄就每天住在這房裡轉呀轉地，帶領我們將視野拓展向四面八方。眼底一旦骨折，就彷彿房子地板塌陷一般，眼球老兄將掉入地下室的空腔裡，而這空腔就是所謂的：鼻竇。治療的概念很簡單，既然『地板塌陷』，就再重新搭建一個新的地板，把眼球重新托起，讓它在房子內繼續安穩無虞地轉動，而這個地板的材質，一般是採用鈦金屬合金的骨板。這骨板被設計成網狀，以模擬眼底的結構。另外在重新鋪設地板前，必須將所有掉入鼻竇地下室的脂肪和轉動眼部的肌肉等軟組織用器械『撈』回眼窩裡，才能確保新放入的骨板不會箝制住眼球的轉動。」我試著用淺白的方式說明，希望婦人可以明白。

「如果不開刀的話，會怎麼樣？」她緊問道。

「如果不開刀的話，眼睛左右兩邊會不一樣高低，看東西也會一直持續有兩個影子，醫學上我們稱為：複視。」我解釋道。

「那開刀會有什麼風險？」她看著傷患腫得如熊貓一般的眼睛，語氣依然憂心忡忡。

「大概最大的風險，還是來自麻醉的部分，由於他有三高的情形，高血糖、高血壓、高血脂一直控制不穩定，腎臟功能不佳，麻醉科醫師在手術前麻醉評估時，會檢視風險。至於手術本身，可能會眼瞼外翻、上臉部皮膚麻木、持續性複視以及極少數病患可能出現術後視力下降。」雖然聽起來有些驚悚，但我必須誠實以告。

「謝謝醫師，我們再思考一下。」婦人顯然還是十分憂慮，卻又被我們說服地毫無選擇。 翌日，傷患及其妻子決定同意手術。我正驚訝地想說本來還滿是疑慮的婦人，怎麼一夜之間就能作出決定？後來才經過同仁口中得知，原來病患有一個女兒，是心臟科加護病房的護理師，所以較能理解我們說明的內容，並清楚知曉醫療的不確定性。

＊＊＊＊＊＊

「局部麻醉劑、眼球保護蓋！」我伸出右手，向手術刷手護理師螃蟹要著器械。「螃蟹」從我認識她以來就叫螃蟹，原因不可考。流動護理師嘉玲姊姊也忙著張羅各種大大小小的器械包盤。

這回協助我的住院醫師是小凱。他體型微壯，一頭自然捲，眼睛笑起來瞇得幾乎看不見！即使身為最底層的住院醫師，經常被學長姊糾正，卻依然秉持著強大的心理素質，終日愉快自在地工作著。

「左手拉勾，右手吸血！」我精確地說著。小凱有些不知所措，畢竟兩手需各自執行不同的動作，左右腦彷彿要打結一般。

「學姊，拉勾好難喔！」小凱氣場微弱地說。

聽到這句話，我忽然想起自己當住院醫師時，亦是如臨深淵，如履薄冰。當時我是跟著一位嚴厲的整形外科教授學習。愚蠢的我，起初不知該如何協助手術，始終只用右手拿器械。在一次混亂的出血術野裡，被教授怒吼「You have two hands！（你有兩隻手）」。又有一次，我在教授用顯微鏡接血管時，聽到他叫我「沖水！沖水！」，於是我對著血管噴水，不一會光景，他又對著我大叫「沖太多了，吸水，吸水！」，我又拿起suction忙著把水吸乾淨，他又大吼「吸太久了，沖水，沖水！」，我又對著血管噴水，過了兩秒，又大罵「吸水、吸水！妳住院醫師第幾年了啊？怎麼連這簡單的都做不好？」正當我手足無措且自尊心低到谷底之際，他又補了一句世界外科經典名言「Monkey can do it！」

我的思緒很快又回到這台手術上。外科醫師的養成過程就是標準的打罵教育，人人都是在主治醫師濃濃砲火中苟且偷生地長大，這一切合理或不合理的羞辱，都只是學習的過程，從決定進入外科開始，就必須要有這個覺悟，讓身心靈都打掉重練一回。

「去練習左手畫方、右手畫圓！」我淡笑著對小凱說。

隨著手術時間的推移，我摒氣凝神地探入深不可測的眼底。從眼瞼下的切口進入，依據解剖構造，一層又一層地將軟組織分解，好不容易看到那支離破碎的眼底骨的形貌。

「你看這個洞，那鑽出的神經，是哪一條的分支？」我挑戰著小凱。

身為住院醫師，誰不是在主治醫師的兇猛攻擊之下，舉步維艱地成長？有的人運氣不好，老是遇到十大惡人，更是三災八難。不是有那麼一個老梗嗎？ 一個住院醫師，在手術做到一半時，被老教授怒問：「現在這是哪一條？」時，緊張得發顫道：「想和你去吹吹風！」

「這是眼眶下神經。」小凱不疾不徐，胸有成竹地回答。叮咚，正解無誤。

但小凱還來不及得意，就又立刻被我疾聲糾正。

「哎呀！吸血要小心點，不可盲目用力戳下去，底端就是視神經，它特別嬌貴，一旦弄傷，病人就真的要『盲目』了。」我叮嚀道。

「是，我輕一點！」小凱謹慎回應。

手術相當順利，出血量控制得當，步驟流暢，骨板置放妥善，我和隨後進入手術室幫忙的黑澤君安心地將傷口縫合，宣告手術結束。小凱和螃蟹將手術布單撤下，我伸了個懶腰，在電腦前坐下，打起手術報告。

麻醉科團隊慢慢待麻醉藥物濃度退去，隨即催醒病患，並將支持呼吸道的氣管內管拔除。麻醉醫師阿助、我、小凱三人看見病患清醒後，感到如釋重負。

正當我們愉悅地研究著晚餐該吃什麼的時候，忽然聽到麻醉科護理師大驚一聲：「病人血氧在下掉！」

眼看病人忽然躁動起來，喉嚨發出尖銳刺耳的呼吸聲，監視器上的血氧指數不斷下滑，九十……八十……七十……

阿助本要離去，聽到那令人驚悚的呼吸，立刻回頭查看。大概僅花了幾秒鐘，就決定將氧氣面罩壓回病人臉上，緊急下醫囑道：「快，打5cc propofol！他喉頭痙攣，我們要重新插管！」

「Propofol」是一種最常用的靜脈麻醉劑，因為藥劑呈現美麗的乳白色，又被戲稱為「牛奶針」。注入靜脈後，幾秒鐘的光景就會讓人睡得不省人事。相傳，流行天王「麥可傑克森」就是使用這個藥物過量而死亡。

「先扣著氧氣罩，把血氧濃度拉起來！」阿助急道。

麻醉團隊於是輪流壓著氧氣罩和氧氣袋，螢幕上的血氧數值隨之逐步攀升，七十五……八十……九十……九十五……

「氣管內管在這！」另一位麻醉護理師從隔壁房間趕來，將傢伙遞到阿助手裡。阿助拿著內視鏡，聚精會神地查看喉頭的位置，精準熟練地將管路重新推入呼吸道內。九十五……九十七……九十九……一百，隨著管路建立，氧氣完美送達肺部，血氧濃度逐漸恢復到正常水準。

「呼！」阿助和我一同鬆了一口大氣！

「幸好有你！最棒的麻醉科醫師！」我拍了拍阿助的背，微笑致意。阿助是我大學同窗七年的好友，更是從住院醫師時代開始，晚上挑燈夜戰進行手術的麻醉科戰友，彼此有著不可言喻的默契。

「不會，別這麼說，我應該的，他是我們共同負責的病人。」阿助英姿煥發地說，神采著實是酷斃了！

「雖然生命徵象暫時穩定，不過還是要轉送加護病房好好照護，做更精密的檢查。突發性的喉頭痙攣原因尚不明確，不過可能術後會遇到肺水腫的問題，不要太快把氣管內管拔除，慢慢等肺部情況穩定後，再做決定。」阿助轉頭提醒我。

「嗯，我也是這麼想，剛剛小凱已聯絡加護病房，騰出一張床位，我們會密切照顧。」

回到加護病房的第二天，X光果然照出明顯的肺水腫，病患也曾出現很短暫的心室顫動，心肌酵素數值呈現異常，懷疑或許有心肌缺血的可能性，但靜態心電圖始終沒有看到典型心肌梗塞的變化。小凱會診了心臟科，會診醫師認為，執行心導管檢查對於診斷是必要的，卻又因為病患腎臟功能術後看起來有些惡化，顯影劑一打下去恐怕就要永遠洗腎。病患的妻子和女兒經過心臟科醫師的剖析後，表示願意承擔等待時可能發生的風險，等腎臟功能稍微恢復再執行心導管檢查。

經過加護病房七天的照顧，病患的肺水腫及腎臟功能逐漸改善，生命徵象穩定，更順利成功地拔除氣管內管。隨著眼眶的腫脹一天一天消去，每天去訪視病患的我，心中洋溢著無以言喻的成就感。我將他由加護病房轉回普通病房，安排隔日下午進行心導管檢查。

翌日上午，師父帶領我進行一台鼻整形手術。那是一個曾經在其他院所鼻整形過，如今不滿形狀，想要重做的病例。手術遇到一些組織沾黏的現象，我和師父必須全神貫注。

忽然間，我的公務機鈴聲大作。

「朱醫師，快過來，病房CPCR！」電話那頭傳來護理師的急訊！我根本丈二金剛摸不著頭腦。

「哪位CPCR？」我急問。

「昨天從家護病房剛出來，眼底骨折那位病患！」護理師急道。

怎麼可能，早上訪視時，人還意識清晰，生命徵象穩定，怎麼突然……我心裡有千百個疑問。

「你先去處理吧，這台手術我來就好！」師父看我著急，願意霸氣全力相挺。

「麻煩您了！」謝過師父後，放下手術器械，脫去手術袍，我像瘋了的牛一般，狂衝到病房。

病房留守的醫師和總住院醫師總共四位，已經在第一時間啟動急救程序，訓練有素、鏗鏘有聲地進行胸外心臟按摩！

「一下、兩下、三下、四下……」CPCR即是心肺復甦術。以每分鐘一百下的速率進行，胸部壓迫深度需達五公分，每兩分鐘規定換手，以確保執行者不會過度勞累而影響心臟按摩品質。

「九十八、九十九、一百，換手！」

一位住院醫師快速離開，另一位住院醫師馬上頂替。

「一下、兩下、三下、四下……」

我也跳到床上去，進行輪流換手的任務！

「學姊，我們來就好！」小凱對我說，他覺得我的職級，不需要進行這種「極度勞累的有氧運動」。

「多一點人換手，CPCR的品質比較好。」我很堅持！學弟們不敢多言，任由我加入換手的行列。

CPCR持續進行，每三分鐘就打一支強心劑，然而心律卻毫無起色。綜合看護對於症狀的描述，以及抽血的數值，這次的心臟停止，應是真正的心肌梗塞。第一時間聯絡了病患妻子和女兒，她們在一個小時左右火速趕到。

「醫師，還有救嗎？」病患的女兒和妻子哽咽而著急地問道。家屬無法進入病房觀看急救的過程，我只能在走廊上與她們解釋著：「我們懷疑是急性心肌梗塞，已經急救幾十分鐘，目前還沒有起色，我需要了解您們的想法，如果希望繼續救，我們一定努力救到底，但若放棄急救，我們也尊重您們的意見。」我語氣冷靜地回答，掩飾心亂如麻！

「我放棄急救！」說話的是在心臟加護病房當護理師的女兒，她已泣不成聲，勉強說出了這世界上最困難的話。

「可是不救，你爸爸就沒有了呀……」病人妻子掛著兩行熱淚地吼著，表示仍不肯放棄。

「可是一直這樣急救，爸爸一定很痛，而且最後也不一定會活下來……」女兒雖有理智尚存，但仍掩不住無比心疼，眼淚宛如拴不住的水龍頭！

「那怎麼辦？ 怎麼辦？」病人妻子發狂似地逼問！不是逼問別人，而是逼問自己。

「媽媽，我們放棄吧！爸爸沒辦法救的……」女兒說。

＊＊＊＊＊＊

心電圖印出了一段長長的直線，宣告著病患死亡。因為心疼病患，家屬作出相當不容易的決定——放手。而身為醫師的我，尊重她們母女的決定。

住院醫師們移除了病患身上所有的管路。生不帶來的，死也不帶去。護理師們協助把病人的衣服穿戴整齊。我輕輕地闔上病人張開的嘴，小心翼翼地把他的頭擺正在枕頭上，輕輕地對他說：「病都好了，家人要進來看您了，就要回家了……」

病房門裡是死亡的灑脫與寧靜，門外是生者的留戀與哭喊，護理師打開門的當下，氣氛令人難以承受地瞬間交融！

「你怎麼這麼沒良心，放我們孤單，自己先走了！」妻子手握雙拳，崩潰地趴在病床前嚎啕大哭！

「媽，你這樣說幹嘛啦，爸爸會傷心的⋯⋯」說完這句女兒也泣不成聲。

我趕緊退出病房，深怕被人看見我泛紅的眼眶。唉！多麼不專業的眼淚，還以為自己能麻木不仁，殊不知當醫師這麼多年後，仍無法適應這種場面！

＊＊＊＊＊＊

中秋節，是全家團圓的美好時分，只可惜世事難料，也有家庭等不到節氣，才相差一個星期，就天人永隔。

「學姊，我覺得是我的錯，我是不是應該及早說服病患家屬做心導管，不要再等待腎臟功能回復？」小凱情緒低迷地說。

「我也覺得是我的錯，如果不要說服病患開刀，是不是就沒有後續這些可能性？」我也反覆自忖著。

「大家都知道病患有血糖高、血壓高、血脂高的問題，但誰又能預測他會在住院過程中心肌梗塞呢？」小師妹拍拍我們，手中拿著一個烤肉串。

月亮從雲層中悄悄探出頭來，那優雅皎潔的臉龐，似乎訴說著：所有人，此時都可以原諒自己了！

chapter2
關於頸部以下

最喜感的傷患

又到了霧氣濃重的春天，一連幾日的濃霧環繞，每每走到門外幾乎都伸手不見五指。然而一個美好的星期一，總也時常讓人伸手不見「五指」！

晚間七點，一個三十二歲的男性，右手中指被電鋸鋸傷，來到急診的時候，是自己提著斷掉的中指斷端出現的！

「中指被機器捲入，斷端在近端指節。X光看起來斷掉的指節完整，應該可以考慮接合。」一看到我出現，夜班的急診外科住院醫師學弟便精神抖擻地前來向我報告著，看起來早上睡很飽的模樣。

星期一，無疑是一星期中手部外傷最多的日子。暨周末放假狂歡後，一時之間上班回不了神，等回過神來，手指已經和手掌分道揚鑣。

「哇！醫師你輕一點、輕一點！」他痛苦地呻吟著，眉頭緊皺到可以夾死一隻蚊子。

我小心翼翼地打開病患傷口，覺得情況不太樂觀。這種斷指，不是一刀兩斷的受傷機轉，而是被機器半鋸半拉，神經血管都被像抽絲一樣地，邊絞邊拉扯了出來。斷端動脈還在瘋狂噴血當中。血濺上了我隔離衣的袖子。

「手指我們努力接接看，但是不一定會成功。」我也沒把握地向病患解釋說。

「那就努力試試看好了！」病患心裡早有準備。

他其實是一個很樂觀的年輕人，即使受了這樣的傷，說話還是聽起來莫名地很有喜感，臉上竟然可以帶著笑容，不知道的人，還以為有什麼喜事報到，哪裡知道我們正在討論斷指接合的風險。

「我的意思是，如果沒能接通的話，就是截肢的命運，我們將把您的斷肢殘端縫合，之後就是永遠少了這隻手指了。」我擔憂著他的笑容，是否來自於自己對斷指接合的難度和醫師技術過度樂觀的想像。

「沒有關係，就只能這樣了。我的同事中也有人手指斷過，這個我很清楚。」他突然正經八百地說。

「您抽菸嗎？」我問。

「我平常沒事喜歡抽抽小菸，當作心靈的慰藉。」他說。

「我必須說，抽菸對於這個手術有相當不利的影響。尼古丁會導致末梢血管收縮，進而造成接合上去的指節循環不良，成功率將大幅下降。」

這是再明確不過的事實，而我也不得不在病情解說裡，替病患先打個預防針。

「我了解，但是我沒有選擇了。」他眼神中參雜著60%的堅定，30%的無助，及10%的後悔。

顯然這哀愁的氣氛沒有維持太久，他被推進開刀房時，竟然還調戲著接手的手術室護理師，為此得逞洋洋得意。以一個剛斷指的人而言，實在太有閒情逸致。

＊＊＊＊＊＊

麻醉藥緩緩地注射入血管，病患逐漸失去意識。我們將他的手臂上纏著一圈壓脈帶，那是一種和自動血壓測量器類似的道具，按下按鈕，就會自動打氣，將手臂的肱動脈（也就是上臂的主要動脈）直接加以250毫米汞柱的壓力，接著遠端的血流循環將就此被箝制住，方便外科醫師在進行手術時，控制出血量及血液重新通行的時機。一回合的加壓阻擋血流，通常是兩個小時，時間一到，無論手術進行到什麼步驟，都必須消風壓脈帶，將血流放行，手部組織才不會因為缺血缺氧太久而壞死。

我們先將中指被拉扯出的骨頭釘起來，再逐一找尋背側和掌側的肌腱，並以最強韌的可吸收線緊密縫合。將這些堅硬的組織固定結束後，接下來，容我介紹整形外科獨門利器：顯微鏡老兄登場！

觀眾們，來點掌聲加灑花！

是的，斷指縫合最關鍵的步驟就是顯微血管神經的接合。西元一九六五年，日本外科教授玉井進，以巧奪天工的技術，成功地接合世界上第一例的拇指斷指，開創了顯微縫合的紀元，奠定了顯微重建手術的基礎。玉井教授曾經在幾年前訪問過台灣的顯微外科學會並進行演講。雖然已有八十幾歲的高齡，身體仍然十分硬朗，彷彿只有六十歲一般，不得不令人佩服日本人的養生之道。我帶著他參觀台北101，吃了台灣最自豪的小籠包，並應他所願，去迪化街買了高級烏魚子和烏龍茶。從此與教授成為忘年之交。

思緒又回到了這病患上。他的手指是斷在中間指節的位置。估計指動脈的直徑，約莫只有0.6公釐左右。您沒看錯，單位是用公釐來算的。所以只有用顯微鏡才能看清楚這樣的管狀構造，更別提用來縫合的耐龍線，直徑更是只有頭髮髮絲的六分之一。

經過了三個小時的聚精會神，我已精疲力竭。坐在對面的助手大師弟，卻看起來依然神清氣爽，果然猛男的體力極限不可小覷。現在時刻半夜四點半，我們好不容易接合了一條動脈，以及兩條指神經。

半夜手術，實在令人累得像一條狼狽的狗……汪！

放開壓脈帶的瞬間，整個手術團隊都目不轉睛地盯著術野，希望剛接合上去的斷指，可以戲劇性地恢復血色。一秒、兩秒、三秒、十秒，半分鐘過去了，斷端一樣白慘慘地，毫無被血液灌流滋潤的跡象。

「難道沒接通嗎？」我自言自語著，再度將顯微鏡拉回，企圖檢視剛接完的動脈。動脈接合處看起來沒有什麼明顯問題，仔細檢查後，果然，我們術前擔心的情況，還是無可避免地發生了。

「是血管攣縮！快拿硫酸鎂！」大師弟轉頭交代流動護理師。

「沒辦法，他有習慣抽菸。」我無奈地道。

抽菸是造成末梢血管攣縮的常見原因，雖然老菸槍們往往不自覺，但在受傷時，卻不得不面對這殘酷的事實。

「硫酸鎂和立都卡因都拿來沖，另外加3支PGE1在五百毫升點滴裡，灌注兩個小時。」我也下了醫囑。

「溫水、溫水！」

「沖指尖！沖指尖！」

「顯微剪刀！」

我和大師弟一呼一應，宛如排球隊友一般，一來一往合作無間！終於一陣此起彼落的呼喊器械聲中，指尖慢慢出現血色，傷口的邊緣，也逐漸看到血液從靜脈流出。最終將靜脈接合好後，我鬆了一口氣，臉上也悄悄地露出一抹戰鬥勝利的微笑。

終於在清晨六點半，病患推出了手術室，手上包著一團溫水浸潤過的溼紗布，露出了中指遠端的指尖。他將前往顯微重建加護病房，進行為期五至七天的手指循環觀察。

無奈高興得不能太早，病患轉入加護病房的翌日，護理師便發現其手指尖正逐漸泛藍，末端流出深黑色的血！

「換成靜脈回流受阻了！」我暗叫不妙。

人體的血流循環，由動脈進靜脈出。一旦動脈攣縮受阻，則血液無法到達目標組織，養分和氧氣皆無法供應。一旦靜脈受阻，情況將變成供應到組織的血液無法回收，末端不斷地充血，缺氧血滯留原地，彷彿家裡垃圾沒人收一般悽慘。

「接起來的靜脈看起來回流不好，所以我們現在必須進行一些處置。」我語重心長地跟病人說。

「蝦毀！醫生，那我的手指頭還有救嗎？」他驚恐道。

「我也不能保證，我只能說努力看看。」我皺著眉頭不敢承諾任何字句。

緊接著，我在病患剛接好的手指斷端狠狠地削下一片皮，並把指甲直接當場拔除，害他嚇得差點沒暈過去。

「這是什麼滿清十大酷刑？」他哇哇大叫，驚嚇的反應，其實更甚於疼痛。

唉！並不是我很殘忍，這一切都是必要之惡。如果動脈送出的血無法藉由靜脈回流，則勢必要給這些血液一個出路，如果不進去手術室重新接合靜脈，那唯一的解決之途就是：放血。

別以為這是中古世紀的流行作法，現代整形外科的顯微重建，如果遇到靜脈回流不全的情況，也是會用這種放血的手段。國外甚至還培養出許多醫療用水蛭，趴在你的手上不斷吸取你滯留在皮瓣裡的血，直到牠身體變成原來的幾倍大，再也吸收不了為止。別懷疑，這完全是先進文明國家的醫療常規。

該拔的指甲也拔完了，我和護理師忙著安慰病患，幫他壓壓驚。他終於從驚恐中回過神來，看著自己的手指，彷彿若有所思。忽然間開口道：「好吧，那醫生，我再問你一個問題，我什麼時候可以抽菸？」

他呆呆地笑著，這件事情原來真的對他很重要！

「一．輩．子．都．不．能！」

我自覺溫柔而堅定地留下這句話，從容瀟灑地揮揮衣袖，步出加護病房。

從此之後，一鍵啟動手指大放血的恐怖療程。

每個整點一到，護理師就會拿一根針，在我削皮的位置，不停地一直刮，讓黑血汩汩流出，直到流出來的血變成鮮紅色為止。中古世紀的放血療法，現代醫院真實演出！

＊＊＊＊＊＊

半年後的某天，他剛好回診。右手那段中指，也已經好端端地回歸其位，成功存活了半年了。他一直很認真地做復健，未來，這段手指將存活地與他的生命一樣久。

這半年來，每次複診，都一定會問

「醫師，我可以抽菸了嗎？」

我都會展露出最甜美的笑容道：「你想都別想！」然而今天，他走進診間，台詞竟然換了！

「醫師，妳喜歡什麼東西，我想要買給妳！」

（我一個大驚失色！這是哪招？超出我們的劇本了吧！）

「我還好啦，不用特別呀，哈哈哈！」我尷尬地笑著。

「我看很多人都買東西來答謝你，我也想要！」他開始撒嬌了起來。

「真的不用特別呀，我都治療追蹤你這麼久了，今天是突然怎麼了啦？」

「我今天特別想要感謝你，幫我把這隻中指接起來。早上車子出事故，我一個衝動要跟人家嗆聲，右手舉起時，忽然慶幸自己中指還在，雖然氣勢可能稍微少一點，但是看起來還是很完整的一根，所以我真心覺得很感謝！」

「……」

「醫生，你是不是喜歡吃甜的？」

「……」

呵，他真的可愛得讓我無言以對！

醫學教科書上都說，拇指占了手部功能的百分之五十，是最重要的手指，更是文明的象徵。但教科書都忽略了， 對於人類情感表達而言，中指才真正最重要！

他送了我自家做的蜂蜜，那是我此生嘗過最甜蜜的一罐！

異物

秋高氣爽的假日午後，和煦的太陽照得草木萬物欣欣向榮。位於亞熱帶的台灣，即使到了秋日，依然能感受到自然陽光的熱情。高速公路兩旁，台灣欒樹伸展著妖嬈的姿態，桃紅色的花朵，點綴在萬綠叢中，美得令人屏息。醫院外的小湖邊，有幾隻悠閒的大白鵝伸長著頸子，自在地與人爭道，黃花和紫花霍香薊輕輕地點綴著湖邊廣大的草皮，彷彿色彩繽紛的花漾地毯，充滿了少女浪漫的氣息。

然而，這一切一切的美好，都與我無關，因為本姑娘正在值班！此時，令人煩悶的公務機，又「快樂地」響起我最愛的「司機大哥」：「柴可夫斯基」大哥的糖梅仙子之舞，出自芭雷舞劇《胡桃鉗》！選它當鈴聲，是因為有一種詭譎迷幻的美感，正適合這個醫院的氛圍！

「ㄟ育瑩，會診你一個案例，這是一個四十歲女性，自述被自己的機車壓到，傷口看起來很神奇，你來就知道。」

電話那頭是我的「同年」阿尼基！相傳古代，同期中舉的，皆稱「同年」。和我同一年被招募進外科的戰友，一共有十名，簡直少得可憐。當初台灣有一陣子因為醫師過勞問題浮上檯面，開始出現內、外、婦、兒、急診「五大皆空」的浪潮，原本一年要收二十個住院醫師，只來面試十四位，最後簽約了十位。其他醫院更慘，欲取七位，面試三位，三位皆上，無人簽約。總之，我和最後走外傷急症外科的阿尼基從住院醫師開始，就有一種甘苦與共的情誼。抱歉，又扯遠了！

急診外科現場，一如往常地混亂，病人意識亂，地板亂，醫師心情亂。阿尼基暗示我，躺在角落床上的那位病患，是我今天的治療對象。她一臉痛苦地，不斷呻吟著。

「高小姐您好，我是整形外科醫師，我可以診視一下您的腿嗎？」只見病患緩緩地拉起她的被褥，露出了右小腿的外側。我當下吃了一驚！那結實的小腿上，刺著一支……嗯，怎麼形容呢？看起來像是長三十公分的黑色的棒狀物，旁邊，還塞了一塊黑底碎花布，上面沾著血漬和油漬，就這樣兩種完全不屬於身上的物品，不偏不倚地插在病人外側小腿上，看起來十分驚悚，卻又莫名滑稽。

「這是什麼？」我疑惑地向病患詢問。

「這是摩托車的立柱，我牽車時，不小心車子倒下來，立柱就這樣插進腿裡了。」病患痛苦道。

「那旁邊的這塊布是……」我接著問。

「哦！這是我擦機車的抹布，因為一時之間找不到東西可以擦血，就直接把這塊布塞進傷口裡囉！我老公誇我反應很快速呢，呵呵！」病人突然間得意了起來。

呵呵，換我呵呵了！這一切看起來，真是夠乾淨無菌！

「請問您可以把腳底板翹起來看看嗎？像打拍子那樣。」我說。接著病患嘗試著要把腳底板翹起，雖然看起來彷彿有一點動作的感覺，但還是明顯無力。

「好像可以，又好像不行，有點痛。」病患說。

此情此景，讓我情不自禁地皺了一下眉頭。殊不知正要皺的時候，才發現眉頭動不了，原來我上個星期試打在皺眉肌上的肉毒桿菌素，開始在生效……

「送開刀房吧，這個要很小心，擔心會傷到神經和血管，不能隨意拔除。開完刀後，住院打抗生素。」我和病人解釋完後，跟阿尼基一同完成後續轉送醫囑。

阿尼基之所以稱作阿尼基，因為他長得就像個如假包換的黑道「老大」，有著帥氣個性的平頭，濃眉大眼，再加上嘴上的鬍鬚和壯碩的身材，在暴力頻傳的急診，就是那麼適得其所！

「你這還不是最慘的。」阿尼基對我挑了挑眉。

「什麼意思？」我疑惑地問。

「你看那邊！」阿尼基手指向彼方。

我尋著他的手指方向，看見一個年輕人，肩膀正前方，插著一支長條棒狀物。

等等！這該不會是掃把？

我簡直不敢相信自己的眼睛。

「一個年輕人，想要尋死，從十八樓跳下！」阿尼基說。

「然後呢？然後怎麼會是這個模樣？不是應該全身骨折碎裂，腦漿四溢，直接送殯儀館嗎？」我十分不解。

「這名傷患從十八樓，跳到十七樓的陽台，被杵在那裡的掃把，穿進了肩膀，肩關節粉碎性骨折，送來時，身上就插著這支掃把！」阿尼基輕描淡寫地說。

呵！生死有命，此人真是命不該絕。希望他被骨科醫師救起後， 能夠珍惜生命，重新好好做人。所以說，看倌們怎麼能怪醫護人員沒有同理心，每天看到這一堆亂象橫生，要是個個都「感同身受」，還有誰能承受的住！

「育瑩，你們那個病人要送刀吧！」一個熟悉的聲音叫住了我。我回頭看，是大學同窗七年的「速共（吸管）」骨科醫師。

「你也值班？那一個身上插掃把的，是你的病人嗎？」我好奇地問。

「對呀！如果神經血管有問題，可以table consult你嗎？」速共問。

所謂的table consult，是指在手術台上，因應病患情況需求，當場會診其他科別共同進行手術。

「沒問題，等下刀房見！」我帥氣地撥了一下前髮！

＊＊＊＊＊＊

巨大沉重的移動式X光機已經隨侍在側，開刀房裡，刷手護理師整理器械的聲音，清脆響亮。我很努力地一手抬著一隻腳，一手拿著器械夾起消毒棉球在患側全面塗抹。那隻腳，可能有十幾公斤重。外科醫師平常運動機會難得，此時就是重訓的好時機。精壯的大師弟見狀，立刻默默地前來相扶。

「唉唷！朱醫師，今天是怎麼了，怎麼都是這種卡司？」說話的是開刀房裡和我最聊得來的護理師嘉玲姊姊。姊姊待人親切和善、元氣滿滿，說得一口好韓文，還很喜歡聽我說那殘破不堪入耳的法文。上次強逼我隨意說一段法文給她聽，聽完後還興奮地大叫，直說聽起來好浪漫。其實當時我說的是法文的一句諺語，「雨下得和牛尿一樣多！」形容傾盆大雨的意思。

「骨科那邊也是，你同學速共一直宣傳說要拔一支『石中劍』！」嘉玲姊姊看起來似乎很期待。

好一個石中劍！

消好毒、鋪好單，我深吸一口氣，替待會兒可能突如其來的情況，做好一點心理準備。我輕輕嘗試推著那根立柱，發現它在病患腿裡待得很安穩，不動如山。

我再嘗試輕輕拉出那個抹布，抹布終究緩慢地離開了她的傷口。沒有太多失血，謝天謝地。X光從各個面向照起來皆顯示立柱應該沒有插得太深，但是很難說有沒有真的箝制住血管。

我輕輕劃開傷口，將它延長一些，用組織剪將軟組織分離，讓立柱可以有更大的空間被取出。另一邊，大師弟抓著立柱，維持一個穩定拉起的力道。隨著組織被分開的範圍越廣，立柱益發鬆動。

忽地，鏘啷一聲，器械尖端觸動了立柱，立柱隨即像搖桿一樣，被大師弟搖了下來。

「喔耶，下來了！」我興奮地叫著，整個房間都跟著歡聲雷動。大師弟拿著立柱，像舉啞鈴一般，手肘來回提起放下了兩回，和我面面相覷，一句話也不說，微微一笑很傾城。他就是這麼沉靜寡言卻幽默，即使開口了，發音也很「臭拎呆」，我常常會懷疑是自己耳朵生瘡。

「事情還沒結束，大家不要這麼開心，我們還要探查一下神經。」

＊＊＊＊＊＊

小腿有兩支骨頭，內側叫做脛骨，外側叫做腓骨。距離腓骨的頭側約兩公分處，有總腓骨神經通過，支配腳底板翹起的動作。立柱的位置十分接近，病人術前雖然沒有明顯垂足症狀，但是在翹腳底板時，有點無力，是故仍然不可掉以輕心。

＊＊＊＊＊＊

經過一番探查後，總腓神經看起來有一點點受到立柱的壓迫，但整體而言並沒有斷裂，或許是輕微的一級神經損傷，經過復健，應該有很高的機率會自行恢復。傷口在大量清水沖洗後，被完整縫合。X光看起來，也沒有任何殘餘的碎片，所有人皆放下心頭一塊大石。

另一個手術房間裡，石中劍也已經被「亞瑟王速共」成功拔起，所幸神經血管也沒有明顯損傷，只不過關節內骨折是比較困難治療的骨折形式，看來這個年輕人，往後一生漫長的歲月裡就要和這難舉的手臂，終日搏鬥。

立柱取出後，病人恢復良好，在抗生素的注射下，傷口沒有任何感染的跡象。每天去查房時，我都會跟病人閒話家常。

「高小姐，今天傷口還好嗎？」我問。

「跟您說，我完全都不會痛耶！哈哈哈哈！」她開心地說。原住民樂天知命的人生觀，在她身上完全體現。

經過了五天的住院休養，高小姐腿部的疼痛有顯著的改善，足背也漸漸比較能夠出力翹起，神經受傷程度並不嚴重，只要有良好的復健，一定可以恢復往日活動。

我和大師弟一同回顧著手術當天的照片，依然百思不得其解到底異物是如何插入人體裡的。不過我想，醫院彼端的骨科醫師們一定更想知道這個問題的答案吧！

被爆打的小鮮肉

星期六這一天寒流來襲，氣溫下降到只有攝氏六度，整個醫院恰若一座被冰凍的城。除了氣溫嚴寒之外，適逢假日，醫院地下美食街也格外冷清。值班的我，辛苦到了晚上十點才結束一台好長的刀。好不容易偷得一點閒，乾脆到對街巷子吃個拉麵。

果真不愧是餓到一個極致，平常不愛吃麵的我，都呼嚕呼嚕地吞個精光，正要起身，令人煩悶的公務機又響起……

「學姊，有一個會診要跟你報告。」電話那頭傳來的是小師妹的聲音。

小師妹怎麼會現在打給我，她今天明明是負責病房的，難不成其他科的病房有什麼疑難雜症？「學姊，剛剛是不是急診有跟您說過一名十六歲小孩的事？」

事情是這樣子的，確實，早在幾個小時前，我收到了一通電話，是一名十六歲的中輟男孩，被一群人用棒球棍爆打。右手掌骨骨折，全身瘀傷。本來要被我這個外傷整形外科醫師抓來打個骨釘固定，卻被兒科醫師一手擋了下來。

「朱醫師，他現在可能不適合開刀！」兒科急診醫師說。

「為什麼？他不是右手骨折、全身瘀傷而已嗎？有什麼生命徵象不穩定或腦傷嗎？」我疑惑地問。看倌們也知道，外科醫師就是有一股手術衝勁，突然被兒科醫師澆熄，彷彿心有不甘！

「因為他橫紋肌溶解，急性腎衰竭，現在正在觀察中，可能考慮要開始洗腎。」兒科醫師聽起來也是憂心忡忡。

＊＊＊＊＊＊

橫紋肌可以理解成骨骼肌，也就是主導四肢運動的肌肉群。當發生外傷、激烈運動、體溫過高等等情況，橫紋肌即可能分解成大量的肌球蛋白，釋放到血液中，再經由腎臟過濾，形成紅褐色的肌球蛋白尿，同時傷害腎臟機能，造成急性腎衰竭、鉀離子過高、代謝性酸中毒，嚴重時併發心律不整死亡。此情況絕對不容小覷。

＊＊＊＊＊＊

「我知道那個被打到右手骨折的孩子，住到加護病房了。」我沉重地說。

「不，是另一個！」小師妹說。

什麼？竟然還有？有沒有這麼禍不單行？

「其實不是只有一個小孩被爆打，而是兩個，年方二八。他們倆是朋友，一起被棒球棍爆打，也一起都橫紋肌溶解。之前只跟我們報告一個，是因為另外一個小孩沒有明顯骨折，不過他現在上臂的撕裂傷，正在不斷滲血，而且手非常之腫，我傳照片給你看。」小師妹話語剛落，我的手機通訊軟體就大肆作響。是一張左手臂的照片，螢幕中整個左手臂又紅又腫，幾乎是右手臂的兩倍大。

「兒科醫師懷疑是腔室症候群，才會診我們。雖然我覺得不太像，但也不能斷定是不是還在初期階段，所以脈搏都還微弱可辨。」小師妹說。

「傷口持續滲血嗎？」我問。

「是的，而且我站在這裡的短短的十分鐘，又更加腫了。擔心如果不去開刀止血，肯定也撐不到半夜的！」小師妹說。

「送刀吧！」我說。外科醫師的決定，就是這麼迅速俐落！

雖然同時是為了病患的手和生命著想，但我其實也希望，如果橫豎都要開一刀，拜託早早了事，不要拖到三更半夜才在那裡浴血奮戰，我和值班的學弟，誰都不是鐵打的身子，要連續從早上八點開到隔天凌晨，也是苦不堪言的。

我請護理師立刻聯絡病患母親，殊不知病患母親來醫院的途中，說自己身體亦十分不適，無法到院簽署同意書。眼看著十六歲孩子的手臂，絕對不能因為這些手術同意書法律效力問題而延誤治療時機，我們拜託了警衛，進行緊急醫療見證，協助簽署同意書完成，方才順利推病人進手術室麻醉。

「學姊，這個手臂被縫起來的洞是怎麼一回事？」手術台對面的小師弟不解地問著。

病人上臂的傷口，被最初處理的地區醫院，大針大針地隨意縫合了起來，卻也沒縫緊，只見血一直從縫隙中流出。

「怎麼一回事？我哪知道怎麼一回事，先把傷口劃開看看再說！」

剪開了縫線，只看見深黑色的靜脈血不斷地流著，卻一直找不到一個明顯的出血點，感覺洪水從四面八方而來，直接潰堤。我一步步地將傷口切大，嘗試著找到出血的位置，卻發現一個驚人的景象：三頭肌被打成了碎絞肉！

我努力嘗試著想要找出肌肉的兩個斷端進行修補，卻無奈器械夾起來的都是一絲一絲的肌肉碎屑，讓我想起了前幾天泰國餐館裡的打拋豬肉！

傷口不斷地延伸，還是無法找到滲血的點，貌似因為整個肌肉組織都爛得精光，所有的小血管都被破壞殆盡。

「總不能傷口一直無限延伸下去吧！」小師弟說。

「確實，我想我們先把勉強能縫合的肌肉先修補起來吧！」我深感慚愧，作為主治醫師，我無法找出更好的解決方式。

我們也預防性地將腕隧道打開，避免正中神經壓迫。所謂的腕隧道，其實是由手腕掌側的一條橫腕韌帶構成，在這條韌帶的下方，有一條神經和九條肌腱。而這一條神經，即是所謂的正中神經，掌管了手掌和橈側三又二分之一手指的感覺，以及許多手部屈肌腱的運動功能。

手術結束當下，已是凌晨三點。這期間急診又來了手指受傷的患者，於是一鼓作氣地開到了日出東方。

術後接下來的一星期，每天我都前往兒科加護病房關心那兩個孩子。打拋三頭肌的那位叫做小安，手掌骨折的那位叫做阿俊。這兩個孩子雖然是好朋友，但是個性似乎稍有不同。小安說話比較直率，卻時常對人不理不睬，似乎是一個連躺在醫院也還忙著裝酷的青少年，每次解釋完病情後，都覺得很沒有「回饋」，彷彿在跟空氣說話。擔心他痛，問他要不要打止痛藥，還會換來一個白眼，說「不知道」。

阿俊則令人感覺比較沉靜，話雖不多，卻比較關心自己的傷勢，會詢問關於後續治療的問題。

兩人的橫紋肌溶解症，在兒科加護病房醫師的努力治療之下，終於有些起色。小安也率先阿俊一步，轉到普通病房休養。

聚光燈的焦點該擺到阿俊身上了。話說這個阿俊，被爆打的部位比小安還多，來醫院時，只被急診診斷出右手掌骨折。我認真地檢視他的全身，又安排了另一手的X光，發現其實左手掌和手指亦有三處骨折，臉部的鼻樑骨也同樣碎裂。是時候安排手術復位了。

「麻煩通知他的家屬，星期三需要安排手術。」我對加護病房的護理師說。

「朱醫師，家屬手術時可能無法準時到場，同意書也無法來得及簽署。」護理師面有難色地說。

「喔？這是何故？」我想起了小安的母親也是無法親自簽署的事情。

「因為其實阿俊的媽媽快要生產了，預產期再兩個星期就到了，身體狀態不佳。阿俊是媽媽和第一任丈夫生的，爸爸在他小時候就因為工作時被掉落的重物擊中身亡，所以一直是媽媽帶著他。後來媽媽改嫁的第二任丈夫，也就是目前肚子裡孩子的生父，幾個月前因為肝硬化而導致肝衰竭過世，從診斷到死亡不到三個月。至於阿俊的外婆，根本沒有處理事情的能力，同樣依靠著媽媽的照顧生活。甚至連這次出大事，媽媽也不敢告知外婆，怕老人家傷心。目前媽媽除了自己跑醫院外，還必須去警局處理阿俊的事，預計要提告對方傷害。」護理師娓娓道來這段淒涼的故事，聽得我和本月跟著我的PGY（不分科住院醫師）不斷搖頭嘆氣。

這位母親該是多麼堅強的一位女性，才能承受人生中如此巨大的波折。因此我也不忍再勉強和苛責家屬無法親自前來簽署手術同意書。這回，又拜託了警衛大哥出場，協助進行醫療見證。雙手掌、鼻骨的復位固定手術，才順利完成。

又過了一星期，我去病房看小安，發現他身旁有個和他膚色相似的中年女性。我真的喜出望外，終於身體不適的媽媽也來看他了，這是第一次面對面和母親解釋病情。

「您好，我是整形外傷科醫師，請問您是他的家屬嗎？」我禮貌地先詢問道。

「噢，我是他阿姨！」那女人尷尬地說。

我心裡一愣，依然不是媽媽！不過至少派了個阿姨來看他。

「是親阿姨嗎？媽媽的姊妹？」我問。

忽然只見女人面有難色，怔了一下，才道：「是他爸爸再娶的。」

原來是繼母！這一對孩子，一個爸爸再娶，一個媽媽再嫁，原來家裡都有本難念的經呀！從繼母的口中得知，生母因為婦科問題，正在醫院接受手術，所以無法前來照顧。我囑咐了小安和繼母關於後續復健的重要性，以及目前的治療方針後，就離開了兒科病房。小安還是一個樣，看起來病懨懨地，回答都很簡短。兒科醫師跟我說，小安很想盡快出院去報仇。我聽到這事，覺得簡直荒唐至極，都廢了一隻手，是要報哪門子的仇！

另一邊，阿俊打了骨釘的兩手，也逐漸消腫了。我最後也有機會看到他臨盆前的母親一面。她是一位面容憔悴但彬彬有禮的女性，挺著沉重的肚子，行動有些緩慢。在聽我說明的過程中，她總是輕撫著兒子的肩，眼神充滿了母愛的慈祥。解釋完阿俊的後續照護需求，她們母子倆想要轉院到離家近的地區醫院就近照顧。也和我分享了她去警局處理事件的經過。原來阿俊被打也不是第一次，以往她只想給兒子一些教訓，都沒有追究。這一次對方真的狠下毒手了，她才憤而提告。

又過了一週，阿俊轉院了。我收到兒科醫師的電話：「朱醫師，你能夠來兒科病房嗎？病人家屬要求外科醫師解釋病情。」

「哪位？」我疑惑道。

「就是三頭肌碎掉的那位！」兒科醫師回道。

原來是小安，他竟然還沒被兒科醫師放出院。只不過小安的病情我已經解釋過很多次了，到底又是哪兒不滿意。

「早安，又一個星期不見啦！」我再次進入那熟悉的病房。

這回坐在他身邊的，是另一個和繼母年紀相仿的女人。皮膚稍微比較白皙，但和小安長得不太相像。

「我是外科醫師，請問您是？」我問。

「我是小安的媽媽，上星期去開刀，所以沒有來陪病。」小安的生母說。

她說話的語調挺輕快，感覺是個活潑的女性。和兒子的互動，也比較自然，時不時還會母子對嗆。不過就外貌而言，他們母子倆實在長得不太相像。

「醫生，我可以出院了嗎？」小安精神奕奕地對我說，臉上不再有前兩周的病容。

天呀！有史以來對我說的最長一句話。

「出院沒問題，但是要做復健，否則也無法恢復正常功能。」我再三叮嚀。

「你看吧，醫師說要做復健，所以你還不能夠亂跑。」生母沒好氣地對兒子嘮叨了一回。

「上學沒問題，他還有右手，可以寫字！」我說。

「我本來就沒有要上學。而且，我是左撇子」小安不屑地說。

也是，我怎麼沒想到這兩個孩子都是中輟生。和混道上的一群少年因為一些不重要的小事糾纏不清，才被爆打。

「你是左撇子，那更要復健，不然你那隻手就廢了，以後做事更麻煩。你是三頭肌斷裂，所以目前手要維持伸直的狀態，用支架保護。而且，不要想什麼復仇，你先把手練好再說，廢了一隻手，你又不是楊過，怎麼跟人家打。」我嚴厲地說。

「醫師，你看我兒子長這麼帥，是不是人家嫉妒，才打他的呀！」生母自鳴得意。

「對呀，你看你，如果廢一隻手，哪個女人要你？」我順勢說道。

「吼，拜託，我身邊很多女人好不好！」小安沾沾自喜。真是一對自信心爆棚的母子。

「我一定會認真復健！」他突然瞪圓雙眼，斬釘截鐵地向我說道，好像發現什麼新大陸一般。

我眼睛瞬間睜大了一下，想不到這孩子竟然清醒了？才正想問他為何這麼說，他竟毫不掩飾地自述道：

「因為我還要用左手打手槍呀，哈哈哈！」

語畢，我的嘴角也被逗得不爭氣地上揚了！

這超過一百分的動機，看來足夠支持他復健一輩子！

斷尾真能求生？

一個陰雨濕冷的夜晚，救護車的鳴笛聲，劃破了黑夜的寧靜。

婷婷是一名中年未婚女性，沒有高血壓或糖尿病等慢性疾患，由於嚴重雙下肢壞死性筋膜炎，併發敗血性休克，被送到了地區醫院的急診。地區醫院建議她截肢，但是病患及陪同的姐姐和母親皆無法接受這樣的事實，便堅持轉院到最後一線的醫院尋求一線生機。正巧，整形外科值班的醫師，是我親愛的師父。

話說，第一線去急診會診的住院醫師查理，看到婷婷的病況，當場驚訝地難以置信。極為浮腫的身體、慘白的臉龐，兩條腿皮膚一半以上都壞死變成黑色的焦痂，裡面累積的膿液從旁邊一點一滴地緩緩滲出，卻又礙於被焦痂阻擋，無法盡情地宣洩，像是一個將要破卻還沒破開的半熟蛋一般，裡面的液體流動隱約可見。查理不敢任意觸碰，深怕一個焦痂爆破，膿液滿地流竄，可就一發不可收拾。

師父收到會診報告後，二話不說，立刻十萬火急地連絡開刀房，將病患安排進行積極清創。那場手術，聽說簡直猶如人間煉獄。雙腿裡蓄積的膿液，擠出來裝滿了一個大臉盆，而且不管怎麼擠，都源源不絕。那厭氧菌、大腸菌感染引發的腐臭味加上血的腥味，在手術室中不斷飄散。氣味分子入侵所有人的鼻黏膜，那味道簡直世紀難容。

我初次在加護病房接觸到婷婷時，已是第一次清創結束後兩天。她躺在床上，口中插著氣管內管，鼻孔同時也掛著一條鼻胃管，全身癱軟的模樣，讓人無法相信她只有四十來歲。

「一個中年女性，沒有慢性病，為什麼會有上下肢這麼嚴重的壞死性筋膜炎？」我嘟嘟噥噥地自言自語，被小玉姊聽到了。小玉姊姊是世界上最罩的外傷專科護理師。和手術室的美麗姊姊不同，小玉姊負責病房照護。

先不論壞死性筋膜炎好發族群幾乎都是老人、糖尿病、肝硬化等免疫低下患者，中年女性即使真的發生了，也不太可能忍受病程進展到如此嚴重才就醫。

另外，病患的雙下肢膝關節非常僵硬，完全無法彎曲，顯然已經長期臥床許久，完全無法起身。我觀察到她全身皮膚都有一圈圈的黴菌感染，這是免疫力極度低下的徵象。根據查理所述，病患剛被送來時，外觀看起來彷彿已經好一陣子都沒有基本的身體清潔，各種體垢髒汙，令人感到費解。第一支抽血的數據，白蛋白指數才一點九，正常人可是超過四以上，一點九的這個數字，連生病的老人都比這強得多。

正當我百思不得其解之時，忽然看見了小玉姊。小玉姊見我心緒不寧，才忠實地還原了她和社工師小可愛稍早與病患家屬的會談內容。

「我妹妹曾經有中風。」病患姊姊說！

「請問中風時有就醫嗎？」小玉姊問道。

「沒有。」病患姊姊回。

「如果沒有醫師診斷的話，你們怎麼知道她當時中風？」小玉姊不解地問。

「不是下肢無力就是中風嗎，很明顯阿！」病患姊姊道。一副理所當然。

「那你們為什麼當初沒有就醫呢？」小玉姊問。

「因為我們認為生病不用看醫生，喝喝水，再去抓些中藥吃，就會好的。」病患姊姊道。

「那既然有吃中藥的想法，表示依然有就醫的念頭，為什麼不選擇看西醫？」社工師小可愛問。

「因為我們沒有錢繳健保費，所以也覺得不能上醫院。」

經過一連串的問題攻勢，病患姊姊才支支吾吾地說清問題的始末。

原來，病患和姐姐前幾年合夥經商失敗，吃上官司，於是從此憂鬱症發，足不出戶，只願意把自己關在房間裡，連吃飯都不願意起身。自一年前開始，病患出現喘的症狀，逐漸肢體無力，不太能行走，更無法平躺睡覺。

＊＊＊＊＊＊

「這是心衰竭的表現呀！」聽到此處的我，感到有些驚訝。

「沒錯，而且病患到底當時是否真的中風，也有待證實，可能事情沒有那麼簡單。」小玉姊的語氣，宛如福爾摩斯辦案一般。

「而且根據姊姊的描述，病患在房間裡放了一瓶松香水，不知道是要拿來做什麼。打開後，手竟無力把瓶蓋蓋回去，就讓松香水在空氣中不斷揮發，然後把自己關在房門裡，更把窗戶都封死。姊姊發現這事情，竟然也任由那瓶有機溶液繼續揮發，不拿走也不蓋上。」小可愛為這個荒謬的故事再添上了一筆。

這，莫非是「密室」殺人事件？！自己把窗戶封死，然後躺以待斃是什麼招數？

第一次術後隔三天，加護病房裡飄散著濃厚的腐臭。病患的血壓心跳也十分不穩定，面臨敗血症休克及心衰竭的雙重危機。師父於是乎想要再安排第二次清創。這決定不是空穴來風，根據文獻和經驗指出，壞死性筋膜炎患者，都免不了來來回回進出手術室清創的命運。

本來是姊姊要陪同手術，殊不知禍不單行。這一天，姊姊竟然出車禍受傷，在區域醫院急診室觀察中，無法到醫院進行手術同意書的簽署。

「我不在，誰也不准動我妹妹！」姊姊堅持，遂不准師父為病患清創。

逼不得已，我們只好詢問病人的意見。

病人雖身體虛弱，還插著氣管內管，無法口語表達，但是卻能以手寫表示，沒有姊姊的許可和陪同，自己堅決不開刀。

「婷婷，你的病況非常嚴重，幾乎是生死關頭。如果等到姊姊可以來陪你，可能就過了黃金時機，死亡的風險極高。如果你願意，你可以替自己做決定，醫師也就會替你安排手術，並不是一定需要姊姊陪同。」小玉姊苦口婆心地嘗試說服著。

婷婷堅持她不願意在沒有姊姊的情況下清創。照顧她的住院醫師查理、小玉姊、小可愛輪番上陣苦言相勸，看似依然無法抵擋「姊妹情深」。

其實病患是有媽媽的，媽媽也可以陪同手術，或者代做醫療決定，但病患和姊姊長年住在一起，於是和媽媽的感情聯繫不如和姊姊一般緊密，相反地，病患認為自己從小不受媽媽疼愛，因為自己生來不是個男孩。

「我無法替她作主，她什麼都要姊姊。」媽媽無力地說。表明了不願意做出是否第二次手術的決定。母女三人的溝通模式，離奇地令人咋舌。

「記得前幾天，媽媽說要從鼻胃管灌中藥，身為主治醫師的師父不允許，媽媽和姊姊遂大吵了一架，姊姊指責媽媽的內容竟是：「都是你說要把她送來醫院，你看我們現在要灌個中藥都不行！她明明灌中藥就會自己好起來的！」小玉姊繪聲繪影地還原現場。

錯過了清創的最佳時機，查理逼不得已把升壓劑調到極高濃度，以確保心跳血壓尚可維持，又過了幾天，待病患姊姊從地區醫院治療歸來，病患才同意二次清創。

接下來的三個星期，總共安排了四五次的清創，每次術後第一天看起來傷口彷彿血色紅潤，但接下來又重新面臨大面積皮膚肌肉壞死，細菌瘋狂繁殖，黴菌也來湊上一腳，整個雙下肢，根本是微生物的遊樂場。傷口沒有明顯好轉的原因，是因為白蛋白不足，營養狀態極度失調。即使用了點滴補充大量白蛋白、維生素、胺基酸等營養素，仍然不敵大面積傷口的流失速度。更奇怪的是，病患在入院時，即發現心臟功能極差、精神反應遲鈍、關節僵硬攣縮、肌肉萎縮無力的狀況，實在無法用單純偶發的壞死性筋膜炎來解釋。

雖然沒有一個確切的證據，但有機溶劑中毒的可能性極高。松香水揮發時產生的刺鼻味，主要是甲苯。甲苯中毒，可能產生以下症狀：呼吸刺激感，眼睛流淚、興奮、神智不清；口鼻分泌物增加，嗜睡及抽筋。在高濃度下，會造成神經麻痺、心律不整、腎小管病變、體內電解質失調，嚴重時導致死亡。

然而，這一切都是我個人的臆測。沒有任何科學檢驗的根據。

第五次清創完的隔天，護理師和查理報告說，親眼看見病患媽媽於會客時間，偷偷地在鼻胃管內灌下了不明中藥，被當班護理師當場制止，並堅稱這些藥物對病患的傷口有助益，提出想要轉診去看中醫的念頭。

我個人十分喜歡中醫，也會用中藥進行自我調理，但中西醫的使用時機，還是有譜可循。此病患的狀態，並不適合再灌中藥，雙下肢的大面積傷口，占了全身體表面積大約百分之三十，中藥的活血成分，會導致急性傷口的出血傾向。

「該是認真談截肢的時刻了！」師父下了最後通牒。

其實整個醫療團隊，包含師父、我、查理、小玉姊在病患入院後，三不五時地都和病患及家屬談到截肢的問題。截肢，是控制感染蔓延最有效的方式。更何況病患的下肢肌肉也逐漸因為感染難以控制，形成大面積壞死，生命徵象極不穩定，隨時都有可能急轉直下。然而家屬和病患對於截肢的建議，一開始堅決反對，後來雖然姊姊稍有動搖，卻還是遲遲未能決定。同時也表達想要把病患帶回家，用中醫治療的意願。此時，病患除了心臟外，肺部及腎臟功能也正逐漸衰竭。

明明知道離開加護病房回家，婷婷絕對活不了太久，但由於病況危急，即使是西醫，也絕無把握救活，到頭來如果還是撐不住的話，是否病患家屬會覺得悔恨沒有嘗試用中醫治療？

團隊一直抱著沉重的心情，且戰且走……

腎功能衰竭的婷婷，靠著洗腎排除體內代謝物、毒素。心臟功能衰竭的部分，也只能用強心藥物勉強維持規律心跳。

媽媽、姊姊、婷婷三人一直無法取得是否截肢的共識。當婷婷表達要截肢的意願時，姊姊便在旁鼓舞說：先不要切，我們再加油一下。但當姊姊最後決定要讓她截肢時，婷婷又遲疑了。

「身體是她的，我們不能幫她作主。」姊姊在醫病會談中順勢表達她的立場。

「而且你們截肢又不能保證人就會活，都要死的話，不如給她留個全屍！」媽媽皺著眉頭，一臉無奈地說。

就這樣反反覆覆地各執一詞，治療方針很難確立。眼見即使是再拖一天，病患都可能隨時將蒙主寵召，這三個人卻始終達不成共識！

「醫學這麼發達，為什麼就沒有辦法把她的腳保住！」媽媽此時不解地問，語氣開始氣急敗壞。

（如果醫學真的可以做到把腐腳爛肉都變回正常的好肉，那麼這個世界也不會有人死亡了！）我默默地想著，沒敢嗆聲出口。

「這個問題您之前就問過很多次了，我們一開始也是以保留肢體為目標而努力，但是已經拼命一個月了，清創了這麼多次，該使用的抗生素、該補充的靜脈營養、升壓劑、各種檢查，一樣也沒少過。但婷婷的傷口就是不會長出新的肉芽組織，這也是沒有辦法預測的事。截肢不一定會活，但是不截肢絕對活不成。這事不能再拖延，一定要盡快做出決定。如果確定堅持不截，這麼多的藥物和生命維持器，就沒有意義了。」師父語重心長地說，但我感覺得出來，這一個月來，他被婷婷這一家子折騰地滿腔怒火。

我其實可以理解她們痛苦的掙扎點，畢竟截肢後即使存活下來，也是一輩子失去雙腳，無法行走自理，不僅需要長時間復健，更需要家人永遠的照顧。對於家庭經濟而言，是很大的負擔，更何況他們是連健保費都付不出來的狀態。然而不截肢的話，完全死路一條，從此天人永隔。

但人就是要斷尾求生，這樣拖來拖去，互相牽制，到底是要病患死，還是要她不死？讓婷婷這樣氣若游絲，是在折磨病患本人，還是在折磨醫療團隊？現在是在跟時間賽跑，跟死神拔河！要拼命？或者要放手？為什麼無法勇敢一點，做出一個合情合理的決定？

就這樣，經過整個醫療團隊的來回解釋，終於在兩天後說服病患和家屬截肢。

被會診的骨科醫師大刀一揮，右邊大腿以下、左邊則是髖關節以下完全截斷。師父和查理暫時鬆了一口氣，這一個多月來，頭髮應該白了不少。

婷婷的命是否能保住，只能看自身造化了，至少禍根已斬。然而，心腎衰竭的人生，還是無情地持續著，那些原本懸而未決的官司，也依然纏身。醫療決策困難的層面，往往不是「醫療」本身，而是太多社會經濟層面的考量。

社工師小可愛曾對我說，在社工學系裡總是教導著他們，一個人之所以發展成悲慘潦倒的境遇，總是有一連串的原因必須深究，不能單純歸因於個案的懶惰、不負責、逃避、愚昧等等。確實，家家有本難唸的經，醫護人員如果無法了解病患的生活背景，自然無法解決醫病溝通的癥結。

師父、查理和我，一同坐在餐廳享受著難得的午餐時光。

「我這一個多月來，為了說服病患和家屬手術清創和截肢，實在是元神大傷！」師父搖頭嘆氣地對我說。

「這應該是上天給您的考驗吧！」我嘻笑著回答。

「那請問我究竟學到了什麼？你說！我究竟學到了什麼？」師父雙手抓頭，瞬間崩潰道！

我和查理頓時找不到其他話安撫師父，只能相視苦笑。

午後和煦的陽光，趁著我們未注意時，已悄悄地灑落在外科醫師的白袍上。

斷腕

「一個三十歲女性，割腕，目前左手橈動脈一直在流血，已經先用紗布做初步壓迫止血，生命徵象穩定，學妹麻煩您來看一下！」

電話那頭的是外傷急症外科的學長。敝院的急診分成內科與外科，只要是外傷的病患，都會被轉送到急診外科，而在急診外科顧店的，就是創傷急症外科的醫師，他們接受一般外科的訓練，並且在外傷急救方面學有專精。病患透過急診外科的初步處置，維持基本生命徵象，接下來就是會診各個專科進行進一步的處置或手術。

這位外傷急症外科的學長，綽號人形鳳梨，只要有他守在急診上班的一天，急診就會非常興旺，出現各種離奇的受傷型態。被槍擊、被切腹、被牛撞、肛門異物……唉！族繁不及備載。

「好，沒問題，馬上過去！」我興奮地回答！

這是我進入整形外科的第一個月的月底，當時還是個懵懵懂懂的小住院醫師，正要開始地獄般地魔鬼手術訓練天堂路，不知道未來還有什麼崎嶇在等待著我。經過了將近一個月的值班，我早就已經看清了一個事實，那就是「我本人也是一個巨大的、會移動的人形鳳梨」。只要是值班的日子，就不要妄想可以有一絲喘息的機會！來來回回路經女生值班室的大門，只要走進去，咚的一聲，身體就可以擠進暖暖的空氣被，頭可以依靠在軟綿綿的記憶枕上……

對不起，門都沒有！此時的我，覺得自己好像大禹，三過值班室門而不入。不，是想入也無法入。

飛奔到了急診，一個看起來臉色慘白，面無表情的女人，生無可戀地躺在床上。她的睫毛接得恨天長，看起來卻無比凌亂，眼角 還有未拭去的一抹淚痕。

「陳小姐嗎？我是整形外科醫師，您的手可以借我診視一下嗎？」

「她和男朋友吵架，憂鬱症又發作，於是拿美工刀割腕。」鳳梨學長把我拉到一旁，娓娓解釋這個受傷原因，深怕我又去問一次，觸痛了病患目前軟弱的心。

傷者的嘴角微微顫動了一下，頭一動也不動，只默默地伸出手來，完全懶得看我一眼，彷彿已經厭世到無法自拔！

「我要開傷口囉！」我邊說邊將紗布緩緩地拆開！

「哎呀！好痛，輕一點！」她皺起眉頭，一臉不悅！我知道，我弄痛她了！

「好，我們慢慢的、慢慢的……」我嘴上安撫著她，心裡卻覺得，早知道痛，為何還要做這種傻事。

＊＊＊＊＊＊

割腕是所有自殺方法中，最沒有效率，也最不容易死的方式。手腕的血流主要由橈動脈和尺動脈共同支配，另外還有來自橈骨和尺骨中間的骨間動脈作為次要血流供應。通常一刀割下去，才斷一條動脈，自殺者就已經痛到沒有力氣再割斷另外一條，除非你夠狠心，一次範圍砍得夠霸氣。而不管是橈動脈還是尺動脈，都是人體相對較末端的血管，不僅粗度不夠，且流血不一會兒，就會血管痙攣。血管痙攣是受傷時，人體自我保護的機轉。血管的斷端會開始被動脈外膜像束口袋一般束緊，導致血液無法再流出，進而達到自我止血的效果。不過雖然死不了，重要的手部肌腱和神經，常常都會被割斷，造成手部運動功能缺損，即使努力修補縫合，未來也有很大機會造成肌肉萎縮、感覺異常，嚴重一點的，還可能整隻手就此殘廢，宛如肉做的義肢。

因此要在此提醒大家，無論如何都要愛惜身體珍視生命。

＊＊＊＊＊＊

打開紗布，一條裸露的橈動脈，在那裡一跳一跳地向我展示它的活力。哎呀！原本雀躍的橈動脈，你怎麼變成兩半？其他表淺的肌腱，全都被一刀兩斷，和自己的另一半處於失聯的狀態。我請她嘗試著彎曲手指，看起來和我預想的一樣糟糕，不僅明顯地有彎曲動作上的限制，手掌和手指，也有強烈的麻木感，估計最重要的正中神經已經慘遭毒手。靜靜地將紗布蓋回去的我，拿起手機，聯絡手術室！

「送刀！」二話不說！

手術室被我們醫護人員簡稱為「刀房」。刀房溫度常年保持於攝氏二十度上下，似乎是為了降低細菌的活動力，不過這點我個人存疑。

我極度怕冷，即使已經在裡頭打混了十幾年，仍然沒有習慣，果然痛苦無法習慣！尤其是到了半夜，一個偌大的手術室，七十幾間房間，沒幾隻貓在開刀，就更加異常地寒冷，都不知道是冷氣還是陰氣，畢竟，哪間刀房沒死過人……

「好冷！」

這句話不是我說的，是病人說的。她全身不斷地顫抖著，手還包著厚重的加壓紗布，躺在手術台上，等待麻醉科醫師到來。

「醫師，我的手的血管神經，可以成功接起來嗎？」她忽然抓住我的衣角，急切地詢問，臉上罩著一抹揮之不去的憂傷。

我沒有給她承諾，只默默地拿了幾張剛溫熱好的手術布單蓋在她身上，希望可以驅走她身體的寒冷，亦或是心裡的。

＊＊＊＊＊＊

「小鈍剪、顯微鑷子！」我向刷手護理師呼喚著器械。

手術室的人力配置必定有一位刷手護理師，和一位流動護理師，還會有一位麻醉護理師。「刷手護理師」這名詞挺容易誤會，她們並不是幫你外科醫師刷手的，而是和外科醫師一樣，經過完整的刷手程序和無菌作業，站上手術台負責遞器械。就像每一個醫療劇裡都會出現的那一種帥氣敏捷，在一秒鐘內快速遞出器械，連醫師叫錯，都仍然會遞出正確工具的專業護理師，和外科醫師默契十足，合作無間！

流動護理師負責處理手術中各種大小不同的雜事，諸如將各種材料、器械遞補上手術台、協助各項手術儀器的架設、聯絡術中各項事宜，還包括幫手術醫師接聽電話！情境如下：

「喂，您好⋯⋯」

「你這女人誰？為什麼幫我老公接電話！」

「啊！我是手術室護理師，您要找×××醫師嗎？他在開刀……」

「叫他聽！」

然後流動護理師，就會尷尬地把電話貼在外科醫師的耳上……

通常四十歲以下的男醫師才會有上述的情況，四十歲以上的男醫師的版本基本上就是……

「喂，您好……」

「喔，×××醫師在開刀啊，那你幫我跟他說，晚餐就不煮他的份了，掰！」

資深的醫師娘就是這麼簡潔有力，訓練有素，進退得宜！

不過，絕大多數的情況，外科醫師的手機都是護理站打來報告病人情況，請求處理或決策，沒有天天都這麼精彩，偶爾有詐騙集團、汽車貸款、或自稱阿里山烏龍茶打來，護理師還要幫忙應對，實在難為。

「9－0奈龍線。」我故作鎮靜地從刷手護理師手中拿過了縫線，為了掩飾心裡的慌亂。那條方才環狀縫合接好的橈動脈，漏了一針，現在正狂妄地恣意噴血中，小卻強而有力的血柱，濺得我渾身浴血。

然而，這是一場對整形外科醫師而言基礎級別的重建手術。將動脈、神經分離出來，找到各自的斷端，用比頭髮還要細的縫線，一針一針地縫成一整圈，讓兩邊的管徑，又再次接合，手的水管和電線就通了！

嗯，這是理想的情況！

如果縫合完後卻又有血栓產生，那就要不斷地拆剪掉，重新縫過，直到血管通暢為止。

看到這兒，是不是覺得跟通家裡馬桶差不多！所以整形外科醫師常戲稱自己是人體水電工。更神奇的是，即使產生血栓後，也有藥物可以將其溶解，簡直是「通樂」的概念。

手腕屈肌腱的縫合，對年輕住院醫師來說，是一項困難重重的挑戰！區區一個手腕，一刀切下去，十二條肌腱全斷，如何讓他們全部各自找到各自的另一半，紮實地縫起來，讓它們破鏡重圓！好像十二個女人和十二個男人各站一排，在一團混亂的情況下，你要幫他們夫妻配對正確。這是什麼燒腦的益智遊戲！

那你說萬一配對錯誤了怎麼辦？

如果有發現，當然要把人家人倫秩序重整回來，也就是拆掉，重新縫對各自的斷端。但如果沒發現呢？

很神奇，手的功能依然會部分恢復，而且還運作良好！看來亂世中雖有不得已，也是可以勉強找個伴互相取暖，往後一輩子相互依靠地生活下去！

終於，把所有的動脈、神經、肌腱都完整縫合，傷口小心翼翼地闔起來，我也已經筋疲力竭地攤在手術台上。

時間已是半夜三點，這台手術，不長不短，花了兩個半小時。

當天晚上我的上級醫師，也就是全權負責此病患手術的主治醫師，老二學長， 看起來也是氣力放盡，兩眼無神！

我不知道學長為什麼被叫做老二，認識他以來，大家就是這樣理所當然地叫著，我實在不好意思追究！

正當我開心地脫下手套，準備打手術報告時，突然鈴聲大作！啊～我那該死的手機又響了。

「學妹，又來一個割腕！」電話那頭傳來，此時令人憎恨無比的，急診外科鳳梨學長的聲音。

「天啊，又來！一個晚上到底要來幾個割腕！」我實在無語問蒼天，誠所謂福無雙至，而禍不單行。

「喔不不不，學妹，這次這個不一樣，你下來看看就知道了，嗯！割得很有誠意！」語畢，鳳梨學長居心叵測地訕笑著！我則一頭霧水！什麼叫做「很有誠意」？

披了件防護隔離衣，穿上鞋套，我從手術室出發，急速朝著急診的方向邁進！

「你看，就躺在那裡！」鳳梨學長指著一位躺在病床上的中年男性。

急診室裡，鮮血濺了一地，病人身旁甚至還有一個沒有被清掉的小血漥。遠遠地看，病患的整個手都被彈性繃帶瘋狂地纏繞住，像極了一隻多啦A夢。我走近病患身旁，奮勇地打開了繃帶……

是「斷掌！」

我倒抽了一口氣！

「這位老兄是不是很有誠意！果然男生的自殺和女生就是不一樣！聽說是拿菜刀砍的！」鳳梨學長湊到我耳朵旁悄悄地說！

我看著病人已經沒有手掌的前臂，心裡竟然產生一股敬畏，睡意全消。他的前臂斷面看起來相當不齊整，很明顯是砍了又砍、砍了再砍，才把整隻手成功砍下。與其說是死意堅決，倒不如說是殘酷冷血，殺已不眨眼。

病患堅持不把斷掌接合，即便斷開的手掌被家屬勉強撿了回來。為了尊重病患的決定，急診也只好會診骨科醫師來把這手臂的殘端做個修整，至少讓病患不會血流成河而亡。

我倒也鬆了一口氣，畢竟半夜三點，誰想再徹夜不眠地進行六到八小時的斷掌接合。

＊＊＊＊＊＊

我再一次看到割腕的陳小姐，已經是半年後的事了，那天也是剛好路經老二學長的追蹤門診。雖然她的手掌運動功能的復健還算在軌道上，但是由於正中神經完全斷裂，手掌部分的肌肉和感覺功能依然沒有完全復原。不過除了手之外，人看起來倒是精神許多。據說憂鬱症的藥物，對她有很顯著的幫助。

看著她辛苦地嘗試著開合著手掌，或伸或屈，不知道這半年來是否曾後悔那晚一時衝動，造成身體功能永久的遺憾。不過，為問新愁，何事年年有？

唯一可以確定的是，人生在世，活著比尋死更需要勇氣！

chapter3
關於生命之中

救命（上）

「外科，Trauma blue！」聽到這個廣播，只見所有急診室的外科醫師和護理師，戴起口罩、穿起檢驗手套，神色匆忙地向外科急救室飛奔……

每個整形外科醫師的訓練歷程裡，都必須經過嚴格的創傷急診外科的訓練。在外科的急診室，各種刀光劍影、生離死別，讓年輕的外科醫師們得以習得嚴重外傷的急救過程，以及對「醫學」的尊重，及對「生命」的敬畏。

前幾日整理檔案時，偶然發現多年前紀錄的文字。我情怯地打開了陳舊的記憶紙匣，即便電腦檔案不會泛黃。

多年前的那天，我還只是一個初入外科叢林的第一年住院醫師……

晚上，我要參加久違的高中同學，醫院這邊先預約了不值班。高中同學之中，有許多人和我一樣，以一個醫界新生兒的青澀姿態，努力地成長探索著，以期將來能成為獨當一面的醫師；更有許多人已經在美國長春藤名校，取得碩博士學位，準備回台高科技產業服務，抑或已在國外覓得良職。每次同學會，我都十分期待，一則是看到曾經筆硯相親、同窗苦讀的姊妹們，心中甚是歡喜；二來是能分享不同職業的生活型態，讓自己不僅能暫時離開白色巨塔裡的憂思恐懼，更能開創自己截然不同的人生規畫及目標。

＊＊＊＊＊＊

早上六點半，我提早到達更衣室，換下剛從家裡穿來的鵝黃色洋裝，又重新穿上每日朝夕相處的藍色工作服。是的，藍色工作服就像在電影上看到的那麼回事兒。寬大的設計，讓醫師們進行各種處置時得以輕鬆自如；然而我真心懷疑，當初設計時徵召來的模特兒，必定不是個高瘦的傢伙，才使得每件褲子在腰帶束緊後，褲管只垂到腳踝，剩下一節不受包裹的雙踝，令人頗無安全感，遠遠看去， 儼然像個生長速度過快，來不及添購新裝的孩子，滑稽無比。

至於藍色工作服外，則是大家耳熟能詳的白色戰袍。三個口袋，分別置於胸前和兩腰間。每個資淺醫師，都是哆啦A夢的化身，隨時隨地都可以從口袋裡掏出各種管用的道具：三色筆、筆燈、聽診器、扣診槌、量尺、壓舌板、棉枝、貼布、手套、龍膽紫筆（手術標記身體部位用）、外科小教科書、內科小教科書、住院醫師手札、抗生素使用手冊、常用藥物使用守則等等，這些五花八門的道具們，讓穿著白袍的我們肩頸沉重。

站在擁擠不堪的更衣室裡，我攬鏡仔細地審視自己。那鏡子裡看似全副武裝、道具齊全的傢伙，竟頂著散亂的長髮和掛著下垂的眼皮。更糟糕的是，我看見了駑鈍的腦袋和疲憊的心靈。一個月不到兩天的假日，一個星期上百小時的工時，讓我的腦力與精力，快速消耗殆盡。

正當我準備自怨自艾一番時，一名熟識的外科學姊走過我身邊。她盯著我那無神的雙眼，突然拍拍我的頭，溫柔道：「小朋友，不要讓別人一眼看穿你的疲累，那只會讓你看起來對於工作不夠勝任！」語畢，便揚長而去，不再多言。

學姊之言，實在一語驚醒夢中人，我宛如醍醐灌頂，身體像是充滿電的馬達一般，瞬間活力滿載。的確，愛我所選，選我所愛，既然早能預料外科修煉的辛苦，又何必在此自顧自憐？播種到收割，總不是一蹴可幾。需要付出相當的工夫，才能練就相當的功夫！

走出更衣室，我懷著充實的心情，邁向外科急診室。忽然間廣播器叮咚作響！

「外科，Trauma blue！」

聽到這個廣播，只見所有急診室的外科醫師和護理師，戴起口罩、穿起檢驗手套，神色匆忙地向外科急救室飛奔……

「Trauma blue」是我們給予嚴重外傷病患或嚴重外傷機轉的代稱。只要檢傷分類時，發現病人生命徵象極度不穩定，意識狀態不清，抑或是高處墜樓、嚴重車禍等等情況，就會經由廣播呼叫，讓急診外科醫護人員全體動員。一旦聽到呼叫，眾人即誠惶誠恐、劍拔弩張，醫師拖著聽診器奔跑，護理師拉著急救車緊追，緊急救護員風馳電掣地把病患推入急救室，義工阿姨負責安撫並隔離家屬。雖然我們盡所能地表現出鎮定自若的神色，但這眼疾手快、弩箭離弦的程度，即使是三歲小兒，也能看出大事不妙！

「快點快點！有兩位！車禍，到院前即沒有脈搏！」緊急救

護員邊推擔架，邊向我們疾呼！

「準備CPCR！」智杰學長大叫。

「一下、兩下、三下、四下……」我迅速站到第一位推進急救室的病人身旁，雙手放在兩乳頭的連線，手掌交疊、手肘打直，雙肩向前傾至手部正上方，利用上臂之重量，以每分鐘一百下的速率，持續向下按壓著並答數著。

我一邊奮力壓胸，一邊觀察病患。看起來是一名年紀和我相仿的女孩。臉上有無數道撕裂傷口；眼睛雙側熊貓眼，耳道及鼻孔不斷血流汩汩湧出，這是典型的顱底骨折徵兆。她的雙下肢腫脹變形，代表嚴重錯位骨折。

她髮長及肩，臉上仍看得出車禍前細緻的妝容。金色的眼影下有著大片瘀血的眼皮，粉紅的唇膏和蜜桃色的腮紅，被如注的鮮血幾乎完全覆蓋。護理師趁著我進行心臟按摩（CPCR）之時，一邊把她身上的洋裝和胸罩快速剪開，露出白皙的乳房，以便貼上心律分析導極。

「雙手離開，分析心律！」鳳梨學長按照標準流程指揮著。我停止胸外心臟按摩，轉頭定睛注視心跳監測器。一條毫無波動，細長的直線，映入眼簾！這代表即便經過高品質的心臟按摩，她的心臟對我的努力毫不領情。可惡的、頑固的心臟啊！你老兄倒是爭氣點呀！

「換手繼續CPCR，每三分鐘注射腎上腺素一安瓿！準備插管。」智杰學長高聲一呼。他是整個急救小組的總指揮，每個成員都必須複述他的指令，並且百分百地精確執行。

「備血輸血，生理食鹽水繼續全速滴住！」我急道。

「第二位患者推進來囉！無脈搏無呼吸！」急救員呼籲我們讓出另一個空位。

「育瑩，你去當第二個急救小組的指揮！快點快點！」鳳梨不給我任何拒絕的機會，立刻把我推上火線。

在病房我有過幾次當緊急救護小組指揮的經驗，但那些患者都是以內科問題導致急救者居多，面對外傷病患的急救，這可是我的頭一遭！然而，這個與死神交手的時刻，哪裡容得下我半秒鐘的遲疑！

「CPCR！準備氧氣面罩，預備插管！」我向剛才匆忙跑來支援的實習醫師大吼著。

這位年輕男性患者顯然和剛才那一位女孩是同一車禍的受難者，他們一起被送到最近的醫學中心。他頭顱完全被壓成方形，口腔、鼻腔、耳道皆不斷地滲出大量鮮血；左上臂和左大腿開放性骨折，肚臍周圍一大片瘀青，這是內出血的徵象。

我請學弟進行五個CRCP循環後，便停止心臟按摩，準備插管。護理師芷瑄把喉鏡葉片和氣管內管備齊，並貼心地塗上了潤滑劑。

我用右手打開病患的滿口鮮血的嘴，按照標準手勢，將喉鏡葉片插進口腔，並把舌頭撥至左邊。正想要往上挑起會厭部時，突然一個不規則的物體往下擋住了我的視線！那是什麼？我皺了皺眉頭，定睛一瞧，發現那竟是……

「停止急救！」我立刻拋下氣管內管起身，對著旁邊的急救成員道。

「為什麼？」學弟不解地問。旁邊的芷瑄也是一臉茫然。

「因為……整個腦組織已經整個掉到嘴巴裡了，應可宣布死亡了！」我雖字字清晰，但依然驚魂未定。

芷瑄和學弟聽到我的話，立刻放下手上的工具，轉移陣地幫忙另一邊的急救。只留我一個人處理遺體。我把他的頭擺正，並用綠色的手術包布蓋滿全身。

連他叫什麼名字都不知道，就毫不猶豫地，頃刻間無情地宣布他的死亡，這讓我覺得自己彷彿是個殺人不眨眼的冷血劊子手。掛號系統裡仍然顯示著「無名氏」，一個不知名字的名字；身躺在冰冷的擔架上，被厚重的綠布覆蓋著的他，看上去蒼涼而孤獨。我感覺到自己被震懾得全身僵硬，好幾秒都無法移動。回過神來時，竟不忍心再看他任何一眼，深怕自己會難以克制激動的情緒。雖然他已是無可避免的死亡，但卻是我親口下令「放棄他！」

另一邊的CPCR一直如火如荼地進行著，沒有停止過一分一秒！此時，氣管內管已經插入女孩的肺部，以每分鐘十至十二下的速率，把氧氣強灌進肺部，希望能夠讓已經缺氧已久的組織可以迅速重新呼吸；自動胸外按摩器以每分鐘一百下的速率將血液從心臟奮力壓出，以期讓缺血已久的器官可以如獲甘霖。

時間一分一秒地過去，每隔三分鐘，總有一支超級強心針劑由靜脈導管無情地注入她的體內。針劑是皮鞭，而心臟是垂死的老馬，當那皮鞭冷酷地抽打著垂死老馬時，馬兒只能萬般無奈地捱痛，卻無從東山再起。紅血球加上輸液，不斷地加壓擠入體內，彷彿全開的水龍頭，快速灌流。即便如此，仍然不敵那失去的鮮紅色的血液，從嘴裡和鼻孔裡大量湧出。

三十分鐘又過去了，心電圖看起來仍是一條堅定筆直的線，這女孩註定得頭也不回地走向另一個美麗的世界。

「停止CPCR！把呈一段直線的數據輸出，我們要宣告死亡了！」鳳梨從護理站走進急救室提醒我時間差不多了。我緩慢地關掉自動胸外心臟按摩器和呼吸器，把一段已成定局的心電圖輸出一段數據，黏在病歷紙上。輕輕地把三十分鐘前才以迅雷不及掩耳的速度插上的氣管內管拔除，然後關掉所有的輸液。芷瑄幫我拔掉小條的靜脈導管，並準備好各種縫線。

我看著那支離破碎的臉，心裡的壓力比起肩頸上的沉重數百萬倍。花容月貌的她，今日衣香鬢影地和男朋友坐著跑車兜風，不知何故翻車於公路上。跑車沒有車頂，一旦翻車，頭部直接觸地。當場顱底骨折，大量失血，心肺衰竭。而男友則頭顱變形，腦漿四溢。兩個年輕的生命，就此撒手人寰，不留半點與死神交涉的空間。強烈的撞擊撕裂了女孩的臉，也撕裂了家人的心。

剪開的洋裝和胸罩一時無人整理，掉在急救室血跡斑斑的地面上。我拿起它們，鋪平蓋在女孩的身上。那是一件高雅美麗的蕾絲洋裝，上面繡著一個別致的蝴蝶結和鑲著幾顆晶瑩的珍珠，雖然從中間被剪開成兩半，上面沾著乾涸的、深紅轉黑的血塊，仍能看得出主人穿上它笑顏逐開的景象。我想起自己今天穿來的鵝黃色洋裝，和這件衣服竟是同個品牌，心裡頓時糾結萬分。她會是多麼不願意袒胸露乳、隱私全無地任憑一群陌生男女在她身上瘋狂按壓、拉扯、穿刺、抽吸！

「育瑩，這裡的兩位，就麻煩你自己一個人在急救室做最後的縫合了。因為已經不急迫了，其他學弟妹我就讓他們去處理現場其他病患。有事再跟我說。」鳳梨學長拍拍我的肩，交代完畢後，將急救室的門關閉，不許閒雜人等進出。

喧囂的急救室，忽然間只剩蒼白的「她」和「他」，和倉皇的我。雖然這樣想，對遺體可能有些冒犯，但從小港劇殭屍片看多了，此時此刻，在這密閉的空間裡，我瞬間感受到異常的恐懼。

臉，是一個人之所以能被辨識的最重要特徵；而四肢，則是人活動時，動作最明顯的部位。當我看見那支離破碎的兩張臉，一時之間害怕和悲慟的兩種情緒，在腦海裡逐漸交融、膨脹，緊繃到簡直要撐破我的意識忍耐極限，眼淚竟難以控制地、瘋狂地迸出。

深呼吸了幾口大氣，理智漸漸歸位，我拿起針線，輕柔地在她冰冷蒼白的臉上穿梭。如果死亡原因是如此可怖，那麼至少我要讓死亡狀態是盡可能的美麗。

一手將針刺入臉頰，一手用鑷子夾針引線，一針一針、一圈一圈，傷口慢慢地被修補、擦拭。皮開肉綻的額頭、臉頰、嘴唇、鼻樑、鎖骨、手臂、大腿，每一個部位，都耗盡心力。我看著扭曲的五官，不得不想像那無法瞑目的眼可能突然張開怒視，那手可能突然掐住我的脖子。無邊無際的想像，讓恐懼又重新占領心智，我無法控制自己的手不斷地顫抖。

剪去最後一條縫線，從頭到腳再次檢查傷口的縫合完整度。依然同樣悲慘的受傷機轉，同樣冰冷的軀體。和方才不同的是，經過修補後，我不再那樣害怕與哀傷，反而心如止水地，端詳著他和她的樣貌。我看出她有細長的眉和精緻的鼻樑，而他有方正陽剛的下巴。在最後一程時，他們依舊以「人」的模樣存在。而這也是身為一位醫者，我的價值所在。

門外有人聲嗚嗚咽咽地接近急救室，應是死者的家屬。護理師佩佩領著兩位中年婦女和一位中年男士跨入急救室，並在綠布覆蓋的擔架前駐足。我整理著器械，用耳朵和眼角餘光觀察她們的舉動。一位中年婦人抽泣著，雙手顫抖著掀開了綠單⋯⋯

「啊！」一聲尖叫響徹整個急診，接著傳來瘋狂的哭叫聲，呼天搶地、聲聲淒厲。

「你為什麼這樣？你在幹什麼？你這樣叫媽媽怎麼辦？你怎麼這麼不孝啊！」他的母親激動地大吼著，雙手緊按著兒子的肩膀，用力地搖晃著。

「這位女士，請不要這樣搖動遺體。」佩佩上前稍微制止。

「為什麼要這樣對媽媽？你醒醒啊，你醒醒啊！」這位母親看著頭顱變形的寶貝嘶吼著，忽然間，身子一軟，暈厥過去。佩佩和旁邊的人忙著一步向前接住她癱軟的身軀。

聲嘶力竭的喊叫聲，像一隻巨手，擰住我的胸口。剎那間，淚水又不爭氣地順著眼角下滑。心碎的母親被家屬抱出了急診室，她不可能有機會看到傷口修復前死者的模樣。

「你已經做很多了，縫得很好、很美。」鳳梨學長鼓勵我道，他看出我精神狀態不佳。

「縫是一定要縫的，只是不管那位母親看到的是修復前，抑或是修復後的兒子遺體，都不免悲慟萬分，我似乎沒有安慰到她。」我心灰意冷地說。

送行者西裝筆挺地推著兩副棺木進入急救室，數十分鐘後，急救室恢復寧靜，只剩下散落一地手套，線頭和乾涸的血跡。

＊＊＊＊＊＊

我匆忙地換好衣服下班，出發參加同學會。抵達約好的餐廳，我看了看時間，確實是來遲了許多。這次來了班上一半的同學，有人從美國普林斯敦學院特地回台、有人正值牛津大學的假期；醫學系畢業的同學們，各個也已經找到自己的專科，塵埃落定。大家一邊吃飯，一邊閒聊，話題所及橫貫世界各地，包含各行各業。這讓我一天緊繃的心情，暫時在觥籌交錯間，得到一些釋放。

曲終人散時，我接到同事大雄和宇辰的電話，相邀一起去碧潭走走。碧潭夜晚出奇地美麗，湖面上映照著各種不同的燈光，配合著晚上若隱若現的山的輪廓，彷彿不在人世般的景色。三人走在吊橋上，悠哉地說笑著，享受這片刻的寧靜的氣氛。走到橋的半身，一位婦人倉皇拉住我的衣袖：「小姐、小姐，幫幫忙，那位先生看起來好像要自殺！」她指向幾公尺的吊橋鋼索外疾呼著。

我和大雄、宇辰仔細一瞧，果然鋼索外，站在一個人。走近一看，才發現是一位年約六旬的老年男性，穿著乾淨整潔，神情低落中帶有無助與膽怯。橋上擺置著一雙皮鞋及一件折疊地一絲不苟的外套。

救命（下）

【前情提要】

我和大雄、宇辰仔細一瞧，果然鋼索外，站在一個人。走近一看，才發現是一位年約六旬的老年男性，穿著乾淨整潔，神情低落中帶有無助與膽怯。橋上擺置著一雙皮鞋及一件折疊地一絲不苟的外套。

話說，不知那老人如何翻過高度及腰的鋼索圍欄，但他被發現時，已是面向碧潭，背向圍欄，雙手緊握鋼索，一臉慘白厭世的模樣。潭心的風無情地吹打在他瘦弱半駝的身軀。他緩緩地眨著眼，雙手微顫。內心的掙扎，全在那滄桑的臉上表露無遺。時而鬆手，時而緊握，如此再過片刻，肯定要體力不支而墜橋。

「快！我們先過去拉住他，跟他說話。」我拉著大雄的衣角，邊說邊大步跨向那老人。

「我來打電話叫一一九！」宇辰拿起了手機立刻撥號，隨即跟上我和大雄的腳步。

我們三人箭步向前，而第一個發現的婦人竟躊躇在原地直打哆嗦。或許此時此刻，即使是救人，也會感到無比的恐懼。深怕忽然間的某刻，目睹驚心動魄的墜落。

「先生、先生，您還好嗎？」我嘗試著輕柔地問，擔心他受到驚嚇。

此時的大雄已移動到他身後，緩緩地拉住了他。

「先下來我們慢慢說好嗎？這裡好危險，又好黑。」我也輕輕握住他的手臂，深怕他一個萬念俱灰，把那顫抖的手，無情地鬆解。

他起先不發一語，過了幾秒鐘後，臉上的神情才漸趨緩和。

「先到圍欄裡面來好嗎？」我誠懇地引導著他。

「嗯……好！」老人語氣緩慢而猶疑，不知是否也剛好在等待這可能獲救的一刻，身體抑或心靈。

他開始抬起了雙腳，踩著圍欄中的微小支撐點，由外往內攀爬。我和大雄在老人整個攀爬的過程中，雙手皆緊攙著，避免一個失手而前功盡棄。

「來，先穿上吧！」回到圍欄內後，我們將鞋子和衣物遞到他的手中。碧潭秋日晚間九點半的風，已由颯爽轉為淒冷。

「您，有家人嗎？」我問。他點了點頭。

「需要幫您聯繫嗎？」大雄接問著。

他踟躕了半晌，好不容易才勉強又點了點頭。

此時遠方一陣紅光閃爍，搭配著熟悉的「喔咿喔咿」的聲響。

「救護車來了！」宇辰指著遠端的橋下。一輛救護車急速駛近碧潭，並在岸邊停了下來。

一組EMT緊急醫療技術員在橋下搜索著，而另一組用百米狂奔的速度衝上吊橋。潭邊漆黑地伸手不見五指，只能用手電筒，勉強照清楚前方石灘。

「有人來幫您囉！」我輕輕地把手放在他的肩上，溫柔地說著。

老人再也忍不住內心不為人知的哀痛，潸然淚下。

大雄和剛到達的EMT說明了方才的情況，我和宇辰也鬆了一口氣，搭著老人的肩，緩緩起身向前。正當我們將他交付給EMT 之際，老人忽地轉身，向我們點頭致意。

「謝謝！謝謝！」他自然地、毫無彆扭地道謝著，語氣充滿了無限的感激。

我和大雄、宇辰三人相視而笑，內心溫暖而充實的感動，心照不宣。就這樣，無意間地救了一個人，雖然最後這位老人是否重新成功地面對他的餘生，以及他為何尋死，已不得而知。但我相信，今天若不是我們，老人可能不會被別人救下，這無疑是冥冥之中已有注定。任何一個人，都有救人的能力，以及救人的心，身為醫師，只是多了解一些救人的具體方法而已。若《金剛經》的「業力法則」真實存在，「救人者亦能得救」的話，我想，自己今日疲憊的心靈，已經得救了！

年關大爆炸

除夕清晨，雙下肢壞死性筋膜炎的婷婷，在睡夢中離開了！據說早上六點多，護理師進房點滴注射時，婷婷還能應對，

但在一個小時後常規訪視時，已被發現全身冰冷，量不到呼吸心跳，毫無任何生命徵象。婷婷的姐姐睡在一旁的陪病床上，亦沒有察覺到任何異狀。就這樣，默默地離開了人世。宛如一朵花，在一片森林中，凋謝得無聲無息。

回想起當時，婷婷的媽媽曾說，即使說服病患把腳切了，也不能保證她會活，即使暫時活下來，她們也無法照顧，於是堅決不出院，也不願去找後續安養的機構。

心腎衰竭狀態，把腳截肢或許可以延長生命，但能延長多久沒人說得準；不截肢一定不可能過關，但卻一時半刻死不了，只是無意義地拖延。

如果千金可買早知道，早在病患一被送來醫院時，就應該當

機立斷地執行截肢，讓病患有機會真正活著出院；又或者病患家人根本不要讓她接受醫療，當下直接在家往生，也不須多折騰痛苦一個多月，最後心臟還是罷工。

醫療決策，並不害怕你選擇「救」或是「不救」，只怕你有時想救，有時不想救，邏輯混亂，導致病情延誤，使病患白挨受苦。

查理正巧除夕值班，便宣告了婷婷的死亡，為這將近兩個月的彼此折磨，平靜地畫下了句點。

但過年期間，其實每天都不平靜，雖然醫院嘗試縮減床位，讓醫護人員得以有返鄉過年的機會，但外傷和嚴重的內科疾病並不因過節而減少。從實習醫師開始，我幾乎每年除夕夜都在醫院度過。說實話，和同事一起過除夕夜也是挺有趣。科部為了慰勞大家，晚餐會訂一些殘害身體但安慰心靈的食物，例如炸雞、披薩、可樂等等，讓全外科值班的醫師，都可以在值班室圍爐，吃著垃圾食物，順便觀賞可笑的恐怖片。醫師們輪流被護理站呼喚，來來去去，每次處理事情回來，又看見不同一批人來蹭飯。長此以往，建立的強烈革命情感，無以言喻。

我溯著時光之河，回到幾年前的除夕夜，那是一個寒慄的夜晚……

＊＊＊＊＊＊

「育瑩，來吃火鍋！」傑米學長站在護理站討論室裡，頭探出門來呼喚著，手中拿著一個湯碗，嘴裡還叼了一個蛋餃。

「好，我先回完會診，學長等我一下。」我一邊打著病歷，一邊高聲回答著。

火鍋和麻油雞的香味，真是讓人不得不分心。明明好好的除夕夜，白天還來如此多手部外傷，開刀一整天，連午餐都無法抽空進食，實在已經飢腸轆轆。

敏鎬學長得意地舔著嘴唇，手上還有一隻麻油雞腿。差點忘了說，他被叫做「敏鎬」，是因為顏值能打韓星李敏鎬，絕對不是因為本名唸起來發音有幾分相似。

「我來囉！等我，等我！」我興奮地把最後一個字打完，按下存檔鍵，三步併作兩步地往討論室前進。

討論室有一張巨大的會議桌，平時用來舉行醫療會議，教育訓練，和提供醫護人員短暫休息。不過現在，我只當它是除夕夜最豐盛的大餐桌！

護理站和敏鎬學長訂了一桌佳餚，除了個人小火鍋之外，還有麻油雞、關東煮、炒麵炒飯、各式小菜。

「快吃，這麻油雞超級好吃，再不吃就要涼了！」傑米學長熱情招呼著。

整形外科除夕夜值班的陣容，就是我、傑米、敏鎬三人。我負責手部及臉部外傷，傑米負責照顧燙傷加護病房，敏鎬負責照顧顯微重建術後病患。雖然各自有各自的職務範圍，但也可以互相請求支援。

傑米和敏鎬嘴上吃得狼吞虎嚥，一邊還能和護理師談笑風生。我則胡亂喝下兩大碗麻油雞湯，大啖滿桌的美味飯菜，才半小時的光景，覺得肚子撐得不行。

「我好飽，不能再吃了，先回值班室休息一下。」我說。

「確定不再吃一些？還有好多耶！」傑米說。

「先這樣，再吃會變胖的！」我微笑道。

「再胖有我胖嗎？」敏鎬拍拍他的肚子。

我笑而不答，如一陣風般翩然離去。

方入女醫師值班室，我就踉蹌地倒在床上。或許是一整天的疲累，或許是麻油雞湯裡的少量米酒，讓我此刻一陣睡意襲來，隨即便不省人事。

不知過了多久，忽然一陣鈴聲大作，喚醒了與周公下棋到一半的我，原來是公務機。揉揉眼看了下時間，原來才過十五分鐘的光景。

「喂，你好！」我接起電話，制式化地回答。

「育瑩，點心送來了，快來吃！」電話那頭，是傑米的聲音。我還以為是急診的會診，頓時間鬆了口氣。

「學長，沒關係的，我吃飽了！」我睡眼惺忪地說。

「是甜湯，不是鹹的，快來快來，等你！」傑米絲毫不給我任何拒絕的機會，電話就掛斷了。

我緩緩起身，洗了個臉，走回護理站討論室。

「你來了呀！這裡有紅豆湯圓，過年過節都要吃湯圓！」敏鎬樂道，隨手遞給了我一碗。

我肚子實在無福消受，假裝淺淺地嚐了幾口，便又告退，打道回值班室休息。

殊不知方才闔眼沒多久，公務機電話鈴竟然又響了！我用本體感覺摸到公務機，緩緩張開眼，螢幕上顯示來電，又是傑米？

「喂，學長，我好飽，真的吃不進去了嘛，我要掛牌禁止餵食了啦！」接起電話，我似笑非笑地向傑米乞憐著。

「起床了啦！這次不是要你吃東西，是樓下急診同時來好幾個大面積燙傷，快過來幫忙！」學長忽然語氣嚴肅了起來。

聽到這消息，我睡意全消，立馬從床上跳起，急道：「沒問題，馬上過去！」

＊＊＊＊＊＊

急診現場看起來一片混亂，救護車一次送來了多位超過70％體表面積燙傷的病患。據新聞報導所述，那是一個社會事件。患有精神病的小兒子，圍爐時和家人們一言不合，竟潑汽油縱火燒全家。有人當場死亡，其他按照嚴重度，分送到各層級醫院。

「育瑩快，你學長們在裡面了！」鳳梨學長看到我，立刻揮手指向急救室。

我招呼都來不及打，立刻往急救室裡狂奔。

一拉開急救室簾幕，三組醫療團隊已經圍繞著三位體無完膚的病患，忙得不可開交。空氣中，瀰漫著濃厚嗆鼻的燒焦味，即使透過口罩防護，幾位同仁仍難以忍受地開始咳嗽。護理師們忙著移除三位病患身上燒焦的衣服，同時另一組人馬瘋狂地翻找任何有機會點滴注射的部位。有些部位的衣物已和皮膚緊密相黏，稍加用力，壞死的表皮即一同掀起，露出底下部分真皮；病患一吸一吐間，除了刺鼻焦味外，更出現因喉頭水腫造成的尖銳的呼吸聲。麻醉科出動所有值班大小醫師，拿著長長的內視鏡，從病患鼻孔進入，訓練有素地插入氣管內管，由鼻部建立呼吸道，好不容易將血氧濃度拉回正常數值。

病患的臉頰、鼻孔、肩頸上的皮膚，全部鋪滿了碳渣。鼻毛、眉毛、睫毛、頭髮，全部因燒焦而變性蜷曲。臉部、前胸、四肢多處呈現巨大水泡，表皮和真皮完全分離，這是二度的燙傷。還有許多部位皮膚直接呈現灰白色調，摸起來堅硬無彈性，彷彿皮革一般，這已是三度燙傷。更有些手指和肢體被燒得蜷曲焦黑，即使用力也無法扳開，碳化的指骨和關節直接暴露在外，令人不忍直視。

「快幫我打旁邊這位的中央靜脈導管！」傑米學長指揮著我。

大面積燙傷的病人，需要大量充分的輸液補充，除了周邊靜脈須建立外，管徑較粗的中央靜脈導管也是必要配備。我立刻全副武裝，打開消毒單巾，準備好一切所需器材。從消毒開始，細心地用針探查血管、置入導線、皮膚擴張、放入導管、縫合固定，一切步驟快速而熟練。

「打好管路後，快去準備刀片！」敏鎬學長提醒我。

「刀片？」我疑惑了一下。

「對，刀片，懷疑什麼？我們馬上要在這裡進行焦痂切開！」敏鎬學長對我苦笑了一下。

焦痂切開術是在二度以上，且環狀燒燙傷的部位執行皮膚切開。由於燒燙傷後皮膚變性壞死，失去彈性，將變成如皮革般僵硬，導致肢體末梢血流被箝制，血液循環無法通過，肢體末梢會呈現冰冷、蒼白、感覺異常。如受傷部位在胸部、腹部等軀幹部位，將導致呼吸時胸廓無法擴展，氧氣無法足夠攝入，演變為呼吸衰竭。這種感覺，大概就像穿著超緊馬甲一般，胸腹部被死命纏住，而且這馬甲還是無法延伸的皮革材質。

「你就切剛剛打靜脈導管那位。」傑米分配著。

「學長，我其實沒有切過！」我誠實以告。

「沒關係，我和你一樣大時，也沒有切過，看一次就會了！」敏鎬學長看起來胸有成竹，幫助我建立了一些信心。身為外科醫師的我們，就是擁有這樣的特質！遇到危急的情境，反而腎上腺素大爆發，興奮地無處宣洩一般。

我感受到自己的手汗狂流，腸子咕嚕咕嚕地快速蠕動，交感神經興奮加上腸躁症體質，讓我巴不得馬上衝去洗手間拉肚子。

說時遲，那時快，敏鎬單刀直入，立刻在病患的胸部、腹部正前方及兩側，橫橫直直地切開那堅硬宛如皮革的焦痂，每一道傷口皆橫跨胸廓，長達好幾十公分；鵝黃色的皮下脂肪，在壓力被釋放那一刻，像被劃破的布偶填充棉一般，恣意地湧出。病人的胸廓起伏瞬間恢復正常幅度，氧合濃度亦有顯著進步。

我不是個變態，但看著自由舒展開的胸廓和脂肪組織，卻覺得有些療癒！我想，那是種問題被解決的快感。

敏鎬接著在病患四肢各處，也做了焦痂切開術，一邊切，更一邊提醒著我，必須注意解剖學上肌肉神經的走向。

我回頭看一下傑米，發現他已經把另一位病患切好，止血止得妥妥當當。

走向剩下的那位病患，我摸摸他的軀幹和四肢，評估完該切的部位後，開始依樣畫葫蘆地，在胸腹部、手腳部位，製造出長長的傷口。有時為了怕一刀下去太深，割斷重要神經，一個部位可能必須由淺入深地劃上兩三刀，猶如古代酷刑中的凌遲。

敏鎬全程盯著我，直到整個過程順利結束。

「就是如此而已，你已經學會了。」他拍拍我，聲音中充滿溫暖和鼓勵。

三位病患，在急診初步處理後，隨即被轉送回燙傷加護病房，進行後續治療。約在一個月之內，都算是危險期，可能面臨呼吸衰竭、體液電解質不平衡、腎衰竭、細菌感染等致命危機。即使保住性命，後續仍須截肢、清創、補皮、重建。而大面積疤痕攣縮、醜型、皮膚汗腺失去功能、行動障礙等問題，則是永遠無法擺脫的後遺症。

「永遠無法擺脫的，應該是精神上的創傷吧！」傑米道。

我默默地看著實習醫師們推著遠離急診室的病床，心裡哀嘆著：如此人倫悲劇造成的創傷，無論是生理、心理，都會留下永久的疤痕吧！

【後記】

三位病患中，一位老年男性由於全身95%二至四度燒燙傷，兩天後於加護病房因多重器官衰竭而死亡。另一位中年女性和中年男性，全身約70%二至四度燒燙傷，經歷四肢多處截肢，以及大大小小清創補皮共十幾次手術，成功於兩個月後出院。由於截肢與補皮處疤痕攣縮，加上心理創傷後症候群，目前仍進行長期復健及接受精神科治療中。

原鄉支援初體驗（上）

——唯一整外醫師

今年夏天，同樣是令人難以招架的酷暑。走在毫無遮蔽的路上，太陽的光針刺得皮膚發紅，彷彿燙傷一般，脫下一層皮的疼痛。嚴格論述，曬傷即是一度至淺二度的燒燙傷，是表皮及部分真皮因能量而受損。夏日炎炎，若沒有適當的防曬及冷卻措施，不需十分鐘的光景，就會有「炭烤人皮」的危機。

這樣的感覺，今年體會頗深。因為我被指派到全台陽光最耀眼毒辣的地方，也是全台第一個看見日出的地方：「台東」，進行偏鄉醫院支援。

台東，對許多人而言是一個遙遠的後山，除了三天以上的長假之外，西部人鮮少在平日造訪。其實從松山機場搭個飛機，也不過只是一個鐘頭的光景。老實說，扣掉我本人旅行或移居時，行李都有點超負荷之外，整趟搬遷之旅，尚算舒心。

醫院對於遠道而來支援的醫師非常友善，從日常生活誠意十足的支持可以感受得到，除了一個月一次來回機票補助之外，還承租了一間四層樓近百坪的透天別墅作為醫師宿舍。

第一天到達時，面對偌大的挑高客廳、開放式廚房餐廳，以及五間空房，我真是手足無措，不知道自己應該站在這屋子裡的哪個方位。

「朱醫師，很高興看到妳耶！你要來這邊多久？」秀美姊熱情地迎接我。她是舍監兼醫院收發，我到台東第一位認識的同事。濃濃的原住民口音，顯得更加親切有趣。

「謝謝，我也很開心來到這邊支援，我應該會來至少三個月。」我笑道。

「這麼短啊？怎麼不來久一點？」秀美姊溫柔地問。

「沒辦法啊，這裡很熱門的，大家都搶著來，我只能搶到一點點月份而已！」我笑道。

「這不是我們優秀的學妹嗎？」一個爽朗而熟悉的笑聲從樓梯間傳下來。

「哇嗚，好久不見了耶，這不是我們最罩的敏鎬學長嗎？」

我樂道。

「換你來跟我交班了嗎？」敏鎬笑道。

「沒錯，這是一個抓交替的概念。」我說。

「李醫師、朱醫師，我看到你們真的好開心，謝謝你們來台東。」秀美姊向我們謝道，語氣像個母親一樣慈祥。

講解了許多住房注意事項後，秀美姊即回醫院收發室工作去，留下敏鎬學長和我。學長打包了他要回台北的行李，我也好不容易將大量的家當歸位完畢。仔細環顧了一下四周。客廳裡有一個五十吋液晶大電視，車庫裡有一台沉重的一五零機車，都是我親愛的敏鎬學長留下的。只可惜我不看電視，也不會騎機車，當天晚上為了要把機車移個位，一個重心不穩，還被機車壓倒在地，要不是守衛聽到我的吶喊前來救援，我就要魂斷後山！房子離醫院有將近四公里之遙，中午敏鎬學長開著車，載我到醫院第一天報到，順便認識醫院和周邊的環境。

「台東市區就這麼一丁點大，一下就逛熟了。倒是你在這裡，開車要慢一點，這裡因為生活步調很慢，紅綠燈基本上都是參考用，也沒有機車在兩段式左轉。很多阿公阿嬤都是想左轉就一直從外線靠到內線來，也不管這是汽車車道，忽然就自由自在地給你轉過去了。」敏鎬一邊操控方向盤，一邊叮嚀。

「妳看妳看，就像這台機車！」學長立刻找到了一個範例。

「我應該會租腳踏車，騎車上班。」我說。

「腳踏車？呵！好喔，我過兩天再看看你騎不騎得下去。」敏鎬噗哧一聲，不屑道。

我沒回應他，繼續看著窗外的風景。遠方一個高聳的十字架，突出天際，那是醫院的標誌。不一會兒的工夫，車子已經駛入醫院停車場。我好奇地四處張望，這是我此生不曾拜訪之處。敏鎬帶著我穿過大門，步入院內，大廳裡擺設著一架數位鋼琴，正好有人彈吉他，帶著大家唱詩歌，溫馨的歌聲，迴盪在整個大廳空間。

「你要知道，全台東就你一個處理外傷的整形外科醫師，而且一天二十四小時都是你待命。如果有一個外傷病人來，可你決定不接受他的話，知道會發生什麼事嗎？」敏鎬邊問我，邊帶我走入直達外科病房的電梯。

「會怎麼樣？」我毫無頭緒。

「他就要被轉院。」敏鎬道。這答案聽起來沒什麼特別。敏鎬繼續說：

「轉院有兩個選擇，一個是一百六十七公里外的花蓮慈濟醫院，一個是一百六十二公里外的高雄塑膠醫院，不管那一個方向，都要花三個小時，所以轉院前請深思。」敏鎬語重心長道，隨即又補充：「這裡沒有住院醫師，都是專科護理師照護病患，大家都很親近，就像是一家人一般。只是因為不同醫院的常規不同，醫囑系統也大相逕庭，需要時間適應，也請多多擔待。」

「沒問題的。」我俏皮地比了一個OK的手勢。

敏鎬帶我巡視了一輪住院病患，進行病況交接後，便開著他的Nissan Sentra，一路向北，留下對任何事物都覺得新鮮無比的我。

「我是小瑜，是這裡的外科專師，這個月輪來負責整形外科的臨床業務。」一個甜美可愛的專科護理師，親切地向我打招呼。

「以後就多多麻煩您了。」我禮貌回應道。

「是我們要請您多多幫忙才是，願意來這裡的醫師，我們都很敬佩，畢竟這裡十分遙遠。」小瑜道。

在外科護理站裡的專科護理師們，聽到我們聲音，都站起來一同相見歡，瞬間一股暖流注入我心。

我耳邊響起一段悠揚的旋律，那是韋瓦第《四季交響曲》裡，「春」的樂章，正當我還在享受音樂曼妙之際，「朱醫師，你的公務機響了。」小瑜指著我的皮包道。呵！我都差點兒忘了，換了醫院，公務機也換了一支。

小瑜看了一眼號碼，「是急診打來的。」

「朱醫師您好，我是急診科王醫師，這個月應該是換您支援了吧？」

「是的是的，請說。」我看了小瑜一眼，向她點了點頭。

「一個十歲的小妹妹，右手手臂被垃圾車輾過，肱骨及橈骨骨折，還有手臂肌肉和肌腱斷裂，麻煩您評估及手術。」王醫師道。

「我了解，馬上過去。骨科醫師會診了嗎？」我殷切詢問。

「骨科鄭醫師已經在過來的途中。」王醫師說。

「好，請稍等。」掛上公務機，小瑜已經等不及地在電梯口向我招手。

急診室，我來也！

＊＊＊＊＊＊

雖是不同醫院的急診，卻有相同熟悉的混亂感。天下的急診都是一樣的。

十歲女童萱萱，竟然手臂會被垃圾車輾過，簡直離譜。我走到急診病床旁，將紗布層層打開。這女孩忍不住疼痛與害怕，驚聲哀號，哭聲響徹雲霄。

「萱萱乖，醫師阿姨稍微看一下，一下下就好唷！」小瑜安撫道。

「止痛藥打過了嗎？」我轉頭詢問急診護理師。

「三十分鐘前打過一劑。」護理師道。

我自忖著，既然半小時前打過，短時間內不宜反覆施打。小瑜安撫著淚眼汪汪的萱萱，說服她讓我輕輕地打開紗布診視。好不容易，她才放下心房，願意讓我們這些陌生人在她身上，火上澆油。

掀起覆蓋，躍入眼簾的是一個極度彎曲變形的手臂。巨大的剪力讓手臂皮開肉綻，表皮一大部分因擦傷而出血，又深又長的撕裂傷從上臂延伸至前臂，深紅的肌肉和白色的肌腱呼之欲出，手腕以下因伸肌腱受損，無法抬起。整隻手臂又髒又臭，充滿砂石、泥屑，各種肉眼可見的髒汙，更別提肉眼看不見的病原。

我悄悄嘆了一口氣，小瑜也跟著憂心地皺了眉頭。這樣的傷勢，連一個壯年男子都無法承受，如何讓一個十歲的小女孩，了解未來即將面臨的十幾次手術，和永遠的功能失調？

「您好，我是骨科鄭凱元。」一個年輕卻穩重的聲音。

我抬頭看了一眼，是一位穿著綠色手術衣、頭戴手術帽的年輕男醫師。壯碩的體格，瀟灑的身姿，配上口罩遮不住的單眼皮，和淡淡的抬頭紋。「賓果」！骨科醫師的標準形象。

「嘿，鄭醫師，是你，這是我們新來的整形外科朱醫師。」小瑜開心地打招呼。

「您好，我是整形外科朱醫師，看起來是開放式第二型骨折，需要團隊手術。」我說。

「沒問題，我現在隨時都可以接刀。從X光上面看起來，有些地方比較粉碎，可能會先考慮使用外固定，之後再轉為內固定。」鄭醫師說。

「我的手術計畫是先做清創及肌腱縫補，至於皮膚缺損而導致傷口闔不起來的部分，先不勉強縫合，之後再補皮，一切以手部循環安全為主。」我說。

「我也是這麼想，那就麻煩您了。一會兒手術台見。」鄭醫師向我點了點頭，轉身走去向家屬解釋病情。

「感覺上鄭醫師十分文質彬彬，保留了骨科醫師的英姿，卻沒有骨科醫師的殺氣。」我對小瑜說。

「鄭醫師人很好的，專門做小兒骨科。不過在這個偏鄉地帶，不管是大人小孩的受傷，都得能處理就是了。」小瑜說。

「太好了，現在專業領域在小兒骨科的人，已經是鳳毛麟角，希望等一下合作愉快。」我忍不住開心鼓掌叫好道。

原鄉支援初體驗（中）——選擇

「嗶、嗶、嗶、嗶！」

一樣不熟悉的環境，卻同樣熟悉的麻醉機器聲，迴盪整個手術室空間。

「Pin來。」鄭醫師雙眼直盯著萱萱的手，嘴裡向護理師叫著器械。

所謂的「Pin」，是一種用來外固定的骨釘形式。我站在鄭醫師的身後，稍加觀察萱萱的骨科固定術式。想不到來台東的第一天，就立刻和開刀房結緣。這兒無論是醫療器材、手術器械、消毒方式、行政運作，都如此地不同，只有無菌原則是相同的。

我看得十分入神，彷彿自己是一個什麼都不懂的圈外人。

「朱醫師，我做得差不多了，接下來就要麻煩您了。」鄭醫師注意到在一旁靜默觀賞的我！

「真是太感謝了，又快又好。」我鼓掌叫好道。

「哪裡哪裡！希望不會浪費妳太多時間。對了，不用叫我鄭醫師，叫我凱元就可以，大家都是這樣叫我的。」凱元說。

「感謝您了。叫我育瑩就可以。」我說。

凱元起身，脫下手套，往電腦的方向走去。我拉拉身上的手術服，調整好手術帽，準備刷手上場。該是整形外科的表演時間了！

我在手術台上墊了一塊綠單，請流動護理師小妞幫我照幾張清創修復前慘不忍睹的相片。仔細翻看撕脫的皮膚和暴露的肌肉層，裡面沾染上的碎石已被凱元清洗乾淨，只剩下微小卡在皮膚上的沙粒，宛如刺青一般，鑲嵌在真皮裡，無論如何都無法搓洗出來。這在醫學上有個名詞，叫做「外傷刺青」。

「我剛剛努力洗過了，希望妳覺得及格。」凱元笑道。

「別這麼說，跟剛才比起來，已經超級乾淨了呀！再用雙氧水沖個幾回，清創的部分應該就仁至義盡了吧！」我說。

話音剛落，小妞就立刻拿了兩瓶雙氧水，倒入無菌區的碗裡。我檢視了一下橈動脈和尺動脈，所幸都沒有斷裂。大部分斷的都是屈曲和伸展功能的肌腱。運動神經亦表面完整。

「唉唷喂呀！這看起來怎麼這麼慘呀。」坐在我對面拉鉤的刷手護理師婉珍姊，驚呼一聲。

「看起來狀況比想像中樂觀一些，應該只需要把肌肉和肌腱修補起來即可，神經血管束沒有需要縫合之處。」我鬆了一口氣。

雖然這麼說，但面對十幾條亂七八糟，像麥芽糖蔥一般的斷裂肌腱，也夠令人頭疼。我打起精神，將每一條肌腱都以縫線標記，再將看起來疑似斷端相符的兩邊進行對照，終於讓每一條肌腱都找到彼此的歸宿。

「每次縫這些肌腱，我總覺得自己和媒婆沒什麼區別。」我說。

「倆倆送做堆是嗎？」婉珍姊笑道。

「呵，沒錯！」我只能苦中作樂。

經過三個小時，這場團隊手術終於在氣氛和樂間，成功地落幕。以第一次合作的夥伴而言，大家可以說是默契十足。

將萱萱送出加護病房，我也迫不急待地下班，準備到台東市區租腳踏車及熟悉環境。

＊＊＊＊＊＊

晚上的鐵花村，甜美可愛得宛如童話仙境。一顆顆國小學生製作的彩繪熱氣球燈籠，在夜裡顯得璀璨耀眼。創意無限的文創市集，販售著台東特有農產品和精美手作小物。草地上有許多人席地而坐，聆聽鐵花音樂聚落的吉他聲，享受晚風拂送。手笛男孩用雙手和口唇演奏著宮崎駿的音樂，吸引像我一樣的觀光客圍觀。

邊吃著原住民小米粽「阿粨」，邊欣賞用貝殼、彩石作成的耳環首飾攤位，我的心情簡直有如來到天堂一般愉悅。

但人生在世，老天一定不會讓你過得太爽快！

我忽略了自己目前已身在台東鄉村，恣意地在市區逛到十點。殊不知回別墅的路段，異常的昏暗，整整一大段街道，幾乎沒有路燈。一面是稻田，一面是鐵工廠。工廠裡養的台灣土狗，只要有移動物體經過，立馬激動狂吠，搞得我驚恐交加，腎上腺素衝腦，一股勁地狂踩不已。再加上租來的腳踏車燈光不夠明亮，情況簡直就是雪上加霜。

「深巷寒犬，吠聲如豹」，呵！王維形容得真好。好不容易回到宿舍，心情終於得以放鬆。洗了個大澡，才悠悠進入夢鄉。

翌日，我又精神抖擻地整裝出門，期盼著腳踏車上班之旅，可以比昨晚回家之途順遂。不料二十分鐘後，雖然成功抵達醫院，卻髮型凌亂、灰頭土臉。

「朱醫師早……」小瑜連最後一個「安」字都吐不出口，就皺著眉頭開始仔細端詳我。

「我決定了，要租一台車！」我抓著小瑜的肩膀發狂地說。不是我不喜歡運動，是我不允許自己往後在台東形象，都是披頭散髮、臉部脫妝、汗流浹背、花容失色的模樣。

「你終於想開了，幸好你第二天就想開了！」小瑜竊笑道。

「晚上回家的路又暗又會被狗吠，白天上班塵土飛揚又熱個半死，租一台車還是比較能夠保持整形外科女醫師的上班形象，呵！」我無奈地笑著。

「且不說這個，萱萱怎麼樣了，傷口還好嗎？」我問。

「今天傷口還沒打開，現在一起去看吧！」小瑜說。

推著換藥車，我們進入病室。拉開門簾。萱萱坐在床上用左手滑著手機，媽媽坐在陪病床上，吃著早餐。

「早安，我是朱醫師，萱萱要換藥囉！」我說。

「換藥會痛嗎？」萱萱擔心道。

「會有點痛，阿姨幫萱萱打止痛針，但是還是要忍耐唷！」小瑜安慰萱萱道。

「欸呀，換藥就換藥，誰叫你亂跑受傷，現在要聽醫生阿姨的話，乖！不然你傷口不會好怎麼辦？」媽媽帶著阿美族的腔調，要萱萱乖乖就範，語氣非常的阿沙力，沒有討價還價的空間。

萱萱嘟著嘴，乖乖地伸出右手臂。剪刀才輕輕剪開外層紗布，萱萱眉頭已緊皺不放。眼眶裡積滿了委屈的淚水，即將到達潰堤的臨界點。

「生理食鹽水來澆一下。」我向病房護理師說道。

直接接觸傷口的紗布，因為血漬沾黏，如果直接撕起，定是生命中無法承受之痛，更何況傷口面積這麼廣闊。

「好痛，好痛！嗚嗚……哇哇……」萱萱忽然大哭了起來，就在紗布拉起的那一瞬間。看來，止痛藥和生理食鹽水的效果，都差強人意。

趁著小瑜安撫著爆哭的萱萱，我也極有「效率地」清潔著沾滿血塊和分泌物的傷口。為了防止感染發生，換藥時無情的搓洗是必要之惡。正當我動作到一半時，那昨日剛認識的聲音……

「早安！萱萱今天還好嗎？」是凱元。

「傷口看起來有點腫脹，但不至於影響循環。尚未有感染跡象，不過可能要再看個幾天。」我說。

凱元點點頭，低下身仔細地確認外固定的穩定度，以及觀察骨釘入皮處。這部分可是他的傑作！

「等傷口穩定後，來轉換成內固定吧。」凱元對我說。

我深表贊同。

然而，傷口穩定談何容易。由於受傷機轉是被垃圾車輾壓，感染機會幾乎是百分之百。即使頻繁地換藥，不到兩天的光景，傷口表面的分泌物和細菌，依然累積成了一層堅不可摧的生物膜，就像是細菌為了鞏固自我地位，精心建造成的堡壘。自第一次手術後，萱萱又接受了兩次全身麻醉清創，傷口表面才逐漸乾淨。

過了十天，確認沒有感染跡象後，我將萱萱的敷料換成了負壓抽吸系統。這是一種傷口輔助治療的方式。運用機器負壓抽吸的原理，使傷口與敷料之間維持真空狀態。好處是除了可以促進微血管、肉芽組織增生，加速癒合之外，還能夠有效抽吸感染物質及組織滲液，減少換藥次數和疼痛程度，是性價比很高的換藥方式。

萱萱聽說自己從今天起，五天才需要換藥一次，興奮地手舞足蹈，用沒受傷的另外三肢。

「目前傷口沒有感染跡象，只是初步過關而已，接下來的重建，才是問題。她的手臂皮膚撕脫太嚴重，合併肌腱斷裂和暴露，用游離皮瓣補傷口是第一首選。未來肌腱沾黏程度較輕，手部運動功能也較佳。不過皮瓣是大手術，需專業加護病房觀察，這裡的軟硬體設備，可能無法負荷，需要轉到外縣市的醫學中心。」我慚愧地和萱萱的媽媽說。

工欲善其事，必先利其器，若沒有手術器械及專業的護理團隊照護，進行游離皮瓣手術，無疑是自討苦吃。只能說，英雄無用武之地了。

「朱醫師，我們出去談一下好嗎？」萱萱媽媽拉著我走出病房。

「有其他手術方式的選項嗎？因為我已經離婚了，除了萱萱之外，還有她弟弟和阿公阿嬤要照顧。如果可以的話，看有沒有什麼其他的方法，能夠趕快治療好出院。」媽媽難過地說。

「確實是可以有其他手術選擇，例如：只補皮，不要補皮瓣，傷口一樣可以癒合。只是傷口容易沾黏，手部功能不佳。但就可以在這間醫院進行手術，術後一星期可以回家。」

我遲疑了半晌，隨即又補充道：「不過萱萱這麼小，未來人生之路還這麼長，久遠看下來，皮瓣手術是十分值得的選擇。」

「有什麼風險嗎？」媽媽語氣凝重地問。天人交戰的心情，在臉上表露無遺。

「手術有一定的失敗率，即使去醫學中心也一樣，皮瓣重建的成功率約九成左右，隨著院所不同，成功率各有差異。」我誠實道。

萱萱媽媽難掩悲傷無奈之情，眉頭深鎖，陷入一陣苦思。

「醫師，讓我想想可以嗎？給我一點時間。」她抬起頭來看著我，無助地請求著。

「沒問題，我們還有幾天的時間可以謹慎思考，但是重建有其時機，拖延只是增加萱萱的痛苦而已。」我說。

「我會很快給您答案的。」她的語氣誠懇而堅定，讓我絲毫無法懷疑。

原鄉支援初體驗（下）

——潑猴

兩個星期後，萱萱接受了骨頭內固定，以及補皮手術。術式為分層加上全層皮膚移植，而並非游離皮瓣的大手術。萱萱媽媽依然無法克服現實的困境，沉重的家庭負擔，讓她逼不得已做了這樣的決定。

「皮瓣手術雖然是比較建議的手術方式，但一般的補皮手術也是合理的選項。未來如果認真做復健，手部功能還是有機會恢復到自理無虞的範圍，而且傷口也可以快速癒合。」我在得知她的決定後，決定將之前病情解釋的說詞，稍加修飾，試圖降低這位無奈的母親心裡自責的感受。

萱萱很勇敢地剃了光頭，以頭皮作為分層取皮的供應區。同時在關節部位，我使用了腹股溝的全層真皮來進行重建，為的是利用真皮的彈性纖維，讓關節的活動度增加。

手術進行地很順利，傷口也癒合地很迅速。隨著身體逐漸復原，萱萱亦愁眉漸展。出院當天，我去病室查房，萱萱看到我，開心地主動道早安。

「萱萱終於今天要回家囉！」我摸著她的手道。

「從昨晚開始，她就高興地睡不著。」媽媽笑道。語畢，用手拍著萱萱又說：你不是有東西要給阿姨？」

萱萱靦腆地看著我笑了一下，用右手遞給我一封卡片。

「哇！你自己寫的卡片呀？」我驚訝道。

「嗯，我用左手寫的。」萱萱說。

「謝謝你，阿姨會很認真看的唷！」我笑道，心裡充滿了感動與不捨。

走出病室，我迫不急待地打開那卡片。左手寫的字跡雖不如右手來地流暢，但每一筆畫皆穩健明確，令人動容。

「謝謝醫生阿姨照顧我一個月，把我的手治療好，讓我可以回家去上學。我以後會努力做復健，讓右手繼續成為有用的手，不讓媽媽和醫生阿姨擔心。

萱萱」

唉，我的眼眶又紅了，饒了我吧，我最受不了這場面了！

＊＊＊＊＊＊

每天都演這麼灑狗血的醫院大悲大喜劇實在無法承受，決定假日來個縱情山水，自我放逐。適逢查理和小師弟放特休，卻因為新冠病毒疫情無法出國，於是站在別墅裡盯著五間空房的我，順勢而為地變成民宿老闆娘。我、查理、查理的美麗空姐女友雅君、小師弟，四人規畫了兩天一夜的台東山海小旅行。

知本國家森林遊樂區，是我們行程中的某一站。那裡是一個令人療癒的森林天堂，壯觀多歧的林相、豐富野生動物資源，坡道和緩的負離子森林浴步道，以及陡峭直上的好漢坡，讓企圖遠離人世塵囂的我們，身心靈都感到無比的充實。

「只是不知為什麼，這裡猴子爆多！」查理疑惑地說。我們一行人正走在森林浴的步道上。

「我也覺得好奇怪，為何一堆猴子在這裡群聚？幾年前來時都沒發現。」我說。

「可能猴子也報復性旅遊吧！」小師弟道。四人不禁樂地哄堂大笑。

「學姊，妳看那邊是不是有一隻猴子呀？」雅君緊張地指著十公尺外的步道遠方。

我抬頭觀望，果然如她所述，遠方忽地竄出了幾隻猴子，擋在我們的步道去路上。牠們一行猴子有大有小，活蹦亂跳，四處攀爬，頗有一種占地為王的氣勢。

「我們要經過牠們嗎？」雅君擔憂道。

「這裡好像除了往前走，就是往回走了，沒有其他叉路的樣子。」我環顧四周後道。

「所以呢？要走經過嗎？」查理猶豫了一下。

「經過啊，就當牠們是狗的概念吧！」小師弟說。

眾人達到共識後，開始緩緩前進。小師弟當開路先鋒，查理居後，紳士地把兩位女性保護在中間。最初接近時，猴群並未產生警戒心，這促使了我們繼續前進。

正當走到距離一公尺處，說時遲那時快，一隻猴子向前縱身一躍，四肢落在步道的正中央，憤怒地張開血盆大口，露出尖銳的牙齒，作勢攻擊，不允許我們再侵入牠們的地盤半步！

眼看著猴子就快咬到小師弟的腳，我不覺呀然驚恐地，把他迅速拉回。

「別過去了，快回來！」查理在後呼喊著我們。眾人嚇得立刻腳底抹油，趕緊掉頭！幸虧那張牙舞爪的猴子，也只是裝腔作勢，並沒有再追來。往回走了一段路後，大家雖然餘悸猶存，卻也覺得被猴子威嚇的經驗實在特別。

「我剛剛真的很怕他會被猴子咬。」查理指著小師弟道。

「怎樣，我看起來一臉欠咬嗎？」小師弟無奈道。

忽然又想到了什麼，隨即轉頭看我。

「學姊，被猴子咬斷指會怎樣？能接嗎？哈哈哈！」小師弟突然天馬行空地說。

「應該跟狗咬到一樣吧，我猜！接起來感染風險很高，畢竟是哺乳類的口水，裡面可是很多格蘭氏陰性菌。要是為了接一根手指，結果因為感染而導致敗血症，那就得不償失啦！誰知道猴子的口水有多髒！」我自以為合理地說。

「呵！那如果剛剛我被咬怎麼辦？」小師弟假設性地問。

「哈哈，那就是看看目前全台東唯一有在承包斷指接合業務的整形外科醫師，要不要幫你接啦！」查理一邊嘴上調侃著小師弟，手指一邊指向我。

「然後會診電話來時，發現該唯一外傷整形外科醫師也正在爬同一個森林步道嗎？哈哈哈！」我笑道。

「學姊可以一起跟你坐救護車回醫院。」查理補一槍。

「你們的手是外科醫師的手耶，這麼珍貴，當然要不顧一切拚命接接看啦！」我對兩個寶貝學弟說。

「傻眼耶，你們這些外科醫師！怎樣都可以聊到斷手斷腳的事。」雅君在旁快聽不下去，咯咯笑著抱怨道。

三位心智已經扭曲的整形外科醫師，你來我往地聊得不亦樂乎。雖然誰也無法真正回答出這個假想題的答案，不過光是純粹進行醫學邏輯思辯，就讓外科醫師們樂趣無窮了。

過了一個身心舒暢的周末，我又元氣滿滿地回到了工作崗位。星期一早晨，正當我還在掙扎逃脫棉被吃人的困境時，韋瓦第的「春」又在耳邊響起。

「朱醫師嗎？我是急診王醫師，一位中年女性，右手中指今早被猴子咬斷，麻煩您診視一下。」

「什麼？您再說一次？」我立刻從床上跳起，睡意盡消。

「是中年女性，右手中指最後一個指節，被猴子咬斷指。」王醫師複誦著。

天呀！真有猴子咬斷指這種外傷機轉？我簡直不敢相信自己的耳朵。

「殘端有帶來嗎？」我冷靜地問。

「沒有，殘端被猴子吃了！」王醫師道。

殘端被猴子吃了，被猴子吃了，被吃了！這是在演哪一齣？

「先送手術室，我馬上到。」我匆匆回道。

＊＊＊＊＊＊

「朱醫師，手術準備差不多了，在消毒了唷。」手術護理師雅琪用更衣室裡的擴音器廣播我。

「好，我衣服快換好了！」我從更衣室另一頭，對著擴音器大叫著。

由於迫不急待地想要了解猴子咬斷指究竟是怎麼一回事，我走進手術室時內心興奮無比。稍微抑制了一下高昂的情緒後，我刷手穿上無菌衣、戴上無菌手套。

「高小姐，看起來中指斷端還算是齊整，清創完後縫合就可以了。」我對病患說。她也是一位原住民，阿美族人。台東的醫院，一半以上的醫護人員和病患都是原住民。在北部，醫院廣播有四種語言，國語、台語、客語、英文；在台東，一樣四種語言，國語、台語、阿美族語、魯凱族語。我從來都沒有聽懂過。

「好吧，看該怎麼樣就怎麼樣吧。」她用濃濃的原住民口音， 樂天地說道，感覺還有一絲尚未退去的醉意。

「請問您是怎麼受傷的？」我若無其事地問，一邊拿起紗布沾水，擦拭著傷口。

「我有喝一點小米酒，然後看見朋友剛從山上抓回來一隻小猴子，覺得很可愛，就一直玩牠。後來睡著了一下，醒來之後就發現，咦，手怎麼濕濕的？才知道手指尖已經被猴子吃掉了。本來想說搽搽藥就好，可是一直流血都不會停，我朋友覺得不對勁，才帶我來掛急診。」她顛三倒四、繪聲繪影地說著，身上的酒味依舊揮散不去。

「你朋友抓猴子做什麼？」護理師雅琪問道。她也是原住民。

「養啊！」高小姐說。

「養？養來幹嘛？」雅琪繼續追問。

「吃啊！你沒有吃過猴腦嗎？很好吃耶！」說到吃，高小姐突然樂不可支。

我在心裡暗自苦笑了兩下。猴子吃妳的手指頭，然後妳再吃牠的腦。呵，好一個生生不息的食物鏈關係！幸好傷勢並不複雜，

我將斷端修整對齊後，迅速地結束這場猴子咬人的鬧劇。因喝酒而車禍誤事的，本姑娘看多了，醉酒弄猴被咬斷指的，此生頭一遭。

下刀後，我將斷指的照片，傳給了查理和小師弟，不是要討論斷指如何治療，而是要警告他們兩個有求必應的許願精，「願望不能亂許」！否則，根據吸引力法則，老天一定會成全你。連「猴子咬斷指」這種無厘頭的受傷機轉，都可以被他們一語成讖，台東也真是個神妙莫測之地。

猴子原來這麼兇猛，不只吃香蕉，還會吃手指。雖然有靈

性，但沒有人性。這讓我想起，那天提到沾了猴子口水的斷指，接合後是否引發感染的討論，原來這根本是個假議題。

因為，猴子絕對不會乖乖吐出斷端來還給你！

愛。未完待續

又是沒能好好休息的一天。論文纏身的我，總是要到最後一刻，才能夠勉強生出文章來。雖然整形外科總是醫治疑難雜症，但對於自己這種「拖延症」末期的症狀，實在難以自救！

早晨七點十五分，晨會就一如往常的開始了。晨會，是每天一大早的首要功課。就像古人要黎明即起，灑掃庭除一般，醫師也是一大早就要在晨會上拚個你死我活。還記得醫學生時參加過許多不同科別的晨會，每個科別都有自己的風格：內科知識繁複，是故就事論事，專注於病情討論；兒科充滿愛心，所以即使案例病況嚴峻，氣氛依然溫馨感人；復健科病程緩慢，復健過程變數頗大，因此醫師說話也含糊溫吞，無法說出個明確結論。

至於外科，哼哼！舉凡古今中外，最精彩的晨會就鐵定出現在外科。尤其是在每個月的MM！

所謂的MM，不是只溶你口、不溶你手的那些五顏六色的小丸子，而是哀矜勿喜的Morbidity & Mortality！這是個嚴肅的時刻，討論病人為什麼會發生病變、併發症，甚至為何會駕鶴西歸。而外科的MM，就是一群能力出眾卻氣焰囂張的狂者對罵派對！開趴啦，各位！

首先，會有甲主治醫師先報告一個發生病變或者是死亡的案例，接著，肯定有某位更資深的乙醫師起來砲火隆隆……喔不是，是「音量較大」地「闡述」自己對於這個案例的不同見解及處置，然後，再一個和甲同掛的丙醫師加入支持甲的判斷，是故會再有一位和乙醫師同一個鼻孔出氣的丁醫師來抨擊。於是，此時出現個部長級的人物上場嚴厲訓斥這個案例的各種疏漏，要該科的科主任負起最大的責任，並且不聽任何辯解。可是該科主任也不是省油的燈，就算部長說不聽辯解，還是硬是要保護自己的下屬，於是跟著上場叫囂一番。最後，別忘了我們外科是院長級人物最多的科別，通常院長級人物，會道貌岸然地再摻上一腳，針對我們一觸即潰的醫療品質，做出宛如壓死駱駝最後一根稻草般的抨擊。整個MM晨會就在殺得兩敗俱傷，各方人馬自尊掃地，一片哀鴻遍野中戲劇化地結束，堪稱精采絕倫！

才剛走出了會議室，外傷急症外科的鳳梨學長叫住了我。

「幸好我們合作的那個案例到現在還活著，不然要是掛了，壞死性筋膜炎是一種嚴重的軟組織感染，可以從外部皮膚的傷口誘發，也可以藉由內部菌血症引起。即使是一個小傷口，在免疫力低下或者是細菌量很多、活力很強的情況下，往往會先引發局部的蜂窩性組織炎。當感染未治療，或控制未得當之時，細菌就會開始侵門踏戶，往更深部的筋膜遊走，導致嚴重筋膜發炎，整片組織延伸性地壞死，最後引發敗血性休克。還有一個可能感染的內發性原因，當身體有其他器官系統感染時，先引發菌血症，細菌快樂恣意地在你的血管裡兜風，兜到哪裡覺得風景不錯，就停下來，進行一點浪漫的繁殖活動，然後結果就跟上述如出一轍，造成延伸性的組織壞死。

＊＊＊＊＊＊

「我不是什麼大師啦，就算是，也都是托你的福好嗎！」我實在沒好氣地說。

拖著沉重的步伐，我走到急症外科加護病房，這是整個醫院裡，氣息最接近死亡的地方。

走進第三床的房間，一股腐爛的味道撲鼻而來。我心想，賓果，肯定就是他！

阿星是一位中年男性，因為大腸破裂，引發腹膜炎而住院。

到院時，已是敗血性休克的狀態，急症外科醫師進行了緊急開腹手術。由於長年脊椎腰痛問題，他服用大量的類固醇，導致免疫力低下。長年腰部的疼痛感，使他誤判了此次的疼痛是其實是源自於腹部，而未能及時就醫。

想像一個腸道破裂，滿肚子糞便在腹腔裡流來流去的情景，簡直是細菌的樂園。細菌搭著順風車順勢到達了腹股溝、大腿、小腿，一路向下直行，毫無阻攔。

打開紗布，肉腐爛的味道、血塊的腥味、糞便的氣味，三者完美交融，相互應和。就連對臭味訓練有素的我，也不免臣服於這次驚人氣味的強度。

「上次阿穩已經將筋膜切開來了，但是看起來不清創不行了。」鳳梨說。

阿穩是我的同期住院醫師夥伴，是一路互相扶持的好搭檔，我都尊稱他一聲穩哥。住院醫師畢業後，也很巧地一同在外傷部門服務。雖然我們感情十分和睦，但是基本上長年處於一種「互相傷害」的關係，也就是有感染嚴重、很難搞的病人需要立即清創，而自己分身乏術、無暇處理時，就會丟給……嗯，我的意思是「託付」給對方，這詮釋了一個完美團隊合作的典範！

床邊吊著劑量高到飛天的升壓劑，螢幕上依然顯示著岌岌可危的低血壓休克狀態……

「清創吧！再不清，就沒機會了！」我和他的妻子說。

「醫師，麻煩您了，我們要救到底！」他妻子紅著眼眶，堅定地向我說。

＊＊＊＊＊＊

嗶！嗶！嗶！嗶！

麻醉機的聲音，總是這麼吵雜刺耳，但是卻不能靜音，因為每一聲，都代表著病人心臟辛苦的搏動。這個病人由於敗血性休克，用了多種高劑量升壓劑，術中又有大量失血，心跳快得像一首台客搖滾的拍子。

我和一位身形瘦弱的學妹小柔，一起對著他壞死性筋膜炎的雙下肢，汗流浹背地清創著。兩邊的大腿，已經把皮環狀削下來，還有皮下爛掉的脂肪層，也努力地被像湯匙一樣的器械用力地刮除。一條中型的下肢動脈在肌肉層間奮力地搏動著，好像在提醒著我，不要忽略它的存在，要是失手戳破了，病人也難逃一死。 隨著清創面積越大，病人的血壓不斷下降，失血量亦不斷增加，麻醉科護理師忙著向血庫調血輸血，一輸就是兩三千毫升。就這樣，兩個女外科醫師，一人一腿，陪著病人和死神奮戰到最後。

出了手術室，病人血壓依然堪虞，不斷地在生死關頭間徘徊。他溫柔善良的妻子，在加護病房外，不斷地念佛，為他祈禱著。

手術雖然痛苦，但卻不是最痛的環節，畢竟人都已經被麻醉藥麻倒了，基本上不省人事。真正痛苦的，是後續每四小時一次的大面積換藥。壞死性筋膜炎的傷口，即使清創後，仍是高度感染，必須靠著頻繁地濕紗布換藥，把膿慢慢地吸收排出。由於面積太大，換藥頻率又高，幾乎所有輪值的外科住院醫師，都參與到這項神聖的任務。每回換藥，都需四到六個人手，有人備敷料、有人抬腿、有人塞紗布、有人打止痛藥，無人清閒。即便已經如此合作無間，每一次換藥都要耗時超過半個鐘頭。

往後的一個月，他接受了十幾次大大小小的清創手術，有時是下肢，有時是腹腔，每一回都是和死神的拉鋸。某一次清創時，連下刀都尚未開始，收縮壓就掉到了六十毫米汞柱，嚇得麻醉科護理師緊急聯絡醫師。我和玉樹臨風的住院醫師小藍在一旁戒慎恐懼，遲遲不知該不該劃下那一刀。

阿星的病房總是充滿了溫馨布置，擺放著他和妻子的結婚照、與小孩長輩出遊的照片，還有同事們溫暖鼓勵的留言。

「加油，一定要挺過去！」「等你回來一起上班！」

看著床上不省人事，插著無數管路的他，很難想像他也曾經是照片裡那帥氣的模樣。我每天都會花上十分鐘端詳那些寄託著祝福的照片，親情、愛情、友情，交融在整個病房的空氣分子裡。某一天走進去，忽地看見天花板垂吊下來的兩大串千羽鶴。每一隻鶴都精巧細緻，大約只有一個指節的大小，上面印著和風浪漫的花紋，層層疊疊，象徵著眾親友最殷切的期待和盼望。

我默默地思考著，到底目前意識尚且不清的他，靈魂是神遊到了什麼地方？是不是留戀在桃花源的某處，流連忘返了呢？即使人間有再多苦難憂煩，你也擁有溫暖的友情、真摯的親情、甜蜜的愛情是不？難道這些你都捨得拋下？就差一點點，你就會跨過這個阻礙了，振作點，再撐著一下！

「朱醫師，幫我把腳抬一下好嗎？」護理師的聲音，把我從想像的世界拉回了現實。原來神遊的人是我！

換完藥，我一如往常地去找阿星家屬解釋目前病況。他妻子總是坐在加護病房外的椅子上，努力地念佛，希望能夠迴向給他。

「目前傷口看起來乾淨多了，應該下個星期有機會可以補皮和縫合，不過因為傷口面積太大，一次無法處理完畢，所以連補皮都需要分個好幾次。」我說。

「沒關係，朱醫師，該怎麼救就怎麼救，反正就是救到底！」阿星妻子和姐姐斬釘截鐵地說。

「那，今天白蛋白指數看起來還是不足，但是沒有達到健保給付白蛋白施打標準，您們願意自費購買嗎？」

「醫師覺得有需要就給他用，只要對他好，我們可以賣房子救他都沒問題！」他妻子顫抖著說。

不知為何，我忽然好能感同身受這種在汪洋中死命抓住一個浮板的心情。想一想，其實並不需要經歷多麼甜蜜雋永的愛情故事，也不需要多麼偉大的情操，如果換作是我，也會寧可負債累累，只為了拯救心愛的家人。在生命平安祥和時，我們總是無法感受出自己究竟真心愛著哪些人，愛得有多深，不論是家人，亦或是朋友！我又重新把自己身邊的人們，在腦海裡思考了一整輪，找出了自己願意為之負債的名單，突然驚覺，當下的自己真的很幸福，因為這些人們，此時此刻都平安健康地活蹦亂跳著！

「沒問題，我們會盡力給予最完善的治療，一切已經往好的方向走了！」我微笑著點點頭。

接下來的一個月，由於偏鄉支援的緣故，我將病人交給我的「患難之交」穩哥。煩請他協助最後兩次的補皮重建。

臨走前，我收到了許多包裝精美的咖啡粉，是阿星妻子贈予的，希望我能精神百倍地為偏鄉的鄉親服務！

雖然沒有參與到最後兩次補皮的過程，但這中間經歷十幾次大大小小的清創，及生死交關的情境，也讓我產生了諸多寶貴的體悟。醫療團隊、病患、家屬，三方人馬應該站在同一陣線上，共同出力與死神拔河。而信任與勇氣，則是凝聚合作向心力的最佳催化劑。

再一次看到阿星，已是一個月後，我從偏鄉歸來之際。他已逐漸好轉，從加護病房轉到普通病房，傷口也只剩下兩個手掌大的面積。他妻子看到我，興奮地向前迎接，並轉頭向阿星道：「是朱醫師，你還記得嗎？那時候幫你做了無數次清創手術的醫師呀！你的命都是這些醫師辛苦救活的！」

阿星看了看我，搖搖頭說：「沒什麼印象。」

我心裡暗自慶幸，沒印象正好，要是有印象的話，會不會跳起來揍我兩拳，回報我造成他諸多切膚之痛呢！

【後記】

一年後的阿星，從雙下肢大面積皮膚軟組織肌肉缺損的臥床狀態，復健到完全可以自由行走、健步如飛，甚至可以打籃球！復原的速度遠遠超過我的想像。他妻子為了感謝我們的努力，特地把阿星走路運動的影片傳給我們，好讓大家一同分享這份成功的喜悅。

生命的變幻莫測，果真不容小覷，有時脆如折枝，有時卻堅若磐石。身為醫者，感受到最大的驕傲與喜悅之時，就是在陪伴病患與死神拔河之際逆轉勝的光榮時刻。然而身為整形外科醫師，我們絕不僅滿足於心電圖上的電氣波動。讓醜形得以美麗，失能得以復能，破碎得以修補，殘缺得以完整，使病患能夠以一個嶄新的面貌與姿態回歸社會與家庭的懷抱，再度重拾身心靈的完整平衡與自信，這才是上天賦予整形外科醫師最珍貴的能力，以及最神聖的使命。

國家圖書館出版品預行編目資料

重建之手：熱血整形外科醫師的診療手札／朱育瑩著. -- 初版. -- 臺北市：臺灣東販股份有限公司, 2022.01
204面；14.7×21公分
ISBN 978-626-304-957-4（平裝）

1.整形外科 2.醫療服務 3.通俗作品

416.4　　110017267

重建之手

熱血整形外科醫師的診療手札

2022年1月15日初版第一刷發行

作　　者　朱育瑩
責任編輯　王靖婷
封面設計　水青子
內頁設計　麥克斯
發 行 人　南部裕
發 行 所　台灣東販股份有限公司
　　　　　<地址>台北市南京東路4段130號2F-1
　　　　　<電話>（02）2577-8878
　　　　　<傳真>（02）2577-8896
　　　　　<網址> http：//www.tohan.com.tw
郵撥帳號　1405049-4
法律顧問　蕭雄淋律師
總 經 銷　聯合發行股份有限公司
　　　　　<電話>（02）2917-8022

著作權所有，禁止翻印轉載。
購買本書者，如遇缺頁或裝訂錯誤，
請寄回更換（海外地區除外）。
PrintedinTaiwan

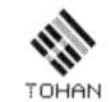

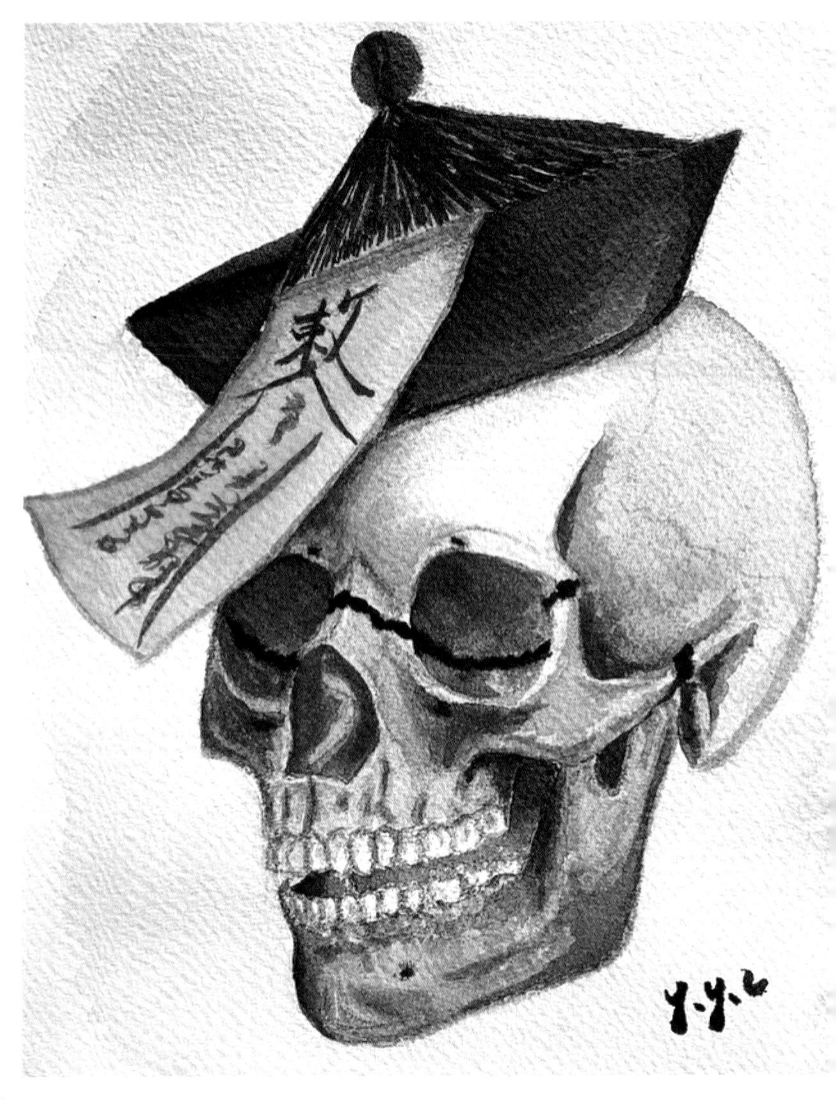